江西理工大学优秀博士论文文库

面向肺4D-CT的点集匹配

易见兵◎著

中南大學出版社
www.csupress.com.cn
·长沙·

图书在版编目(CIP)数据

面向肺4D－CT的点集匹配／易见兵著．—长沙：中南大学出版社，2019.12

ISBN 978－7－5487－3936－4

Ⅰ.①面… Ⅱ.①易… Ⅲ.①肺疾病—计算机X线扫描体层摄影—诊断学 Ⅳ.①R816.41

中国版本图书馆CIP数据核字(2020)第012741号

面向肺4D－CT的点集匹配

MIANXIANG FEI 4D－CT DE DIANJI PIPEI

易见兵 著

□**责任编辑** 代 琴 汪宜晔

□**责任印制** 易红卫

□**出版发行** 中南大学出版社

社址：长沙市麓山南路　　邮编：410083

发行科电话：0731－88876770　　传真：0731－88710482

□**印　　装** 长沙市宏发印刷有限公司

□**开　　本** 710 mm×1000 mm 1/16 □**印张** 10.5 □**字数** 170千字

□**版　　次** 2019年12月第1版 □2019年12月第1次印刷

□**书　　号** ISBN 978－7－5487－3936－4

□**定　　价** 38.00元

内容简介

点集匹配在肺癌的放射治疗过程中起着关键作用，其能够对肺周期运动进行有效估计。本书在介绍 4D – CT 肺图像成像原理及四维图像配准的特点和分类的基础上，重点介绍了笔者在肺运动估计中采用的几种点集匹配算法，包括基于动态点集匹配的肺运动估计算法、基于点集匹配和时空追踪的肺运动估计算法、基于 L1 范数与拓扑保持约束的点集匹配算法、基于时空径向基函数的四维形变模型等 4 种算法的理论知识和实验效果。

本书可作为从事肺运动估计、图像配准研究的高校教师、研究生、高年级本科生及科研人员的参考书。

前 言

肺癌是威胁人类健康的主要肿瘤疾病之一，当患者的年龄较大、心肺功能不全或者不能耐受手术时，图像引导放射治疗已成为治疗肺癌的一种重要手段。在图像引导放射治疗过程中，呼吸运动是导致图像伪影和肿瘤位置不确定的重要因素，准确的肺部运动模型可以辅助定义精确治疗的边际、计算放射剂量的分布、改进门控预测模型等。为此，需要通过点集匹配对肺运动进行估计，找出针对个体的肺运动模型并应用在图像引导放射治疗中，点集匹配技术从而获得快速发展。

点集匹配是一类基于图像特征的配准方法，该方法最初被用于解决目标形状匹配问题，目前已经开始被应用到肺运动估计问题上。点集匹配方法用于肺运动估计时，存在以下几个主要问题亟待解决。

(1)固定点集匹配无法进一步提高图像配准的精度

由于在特征点的提取过程中，源点集和目标点集分别从两幅图像中提取出来，这有可能造成其中一幅图像的点和另一幅图像中的对应点的位置有一定偏差。在点集匹配过程中，由于这种源点和目标点的空间距离非常近，所以容易建立对应关系，然而源点和目标点所处局部图像内容并不相似，这样会造成图像匹配的精度难以提高。因此，在点集匹配过程中，如果想进一步提高配准精度，需要对目标点的位置进行微调，使其周围图像信息和源点周围图像信息的相似度更高。而现有的点集匹配算法都是基于固定点集的，在应用于肺运动估计问题时，配准精度达到一定程度就无法进一步提高，因此，有必要根据点集周围邻域的图像内容对点集进行调整，实现动态点集匹配的效果，提高配准精度。

(2)四维图像中目标在时间维度的相关性

四维图像与三维图像区别的关键点是目标在时间维度上的相关性，因此，利用点集匹配方法解决四维图像配准就需要考虑目标在时间维度上的关系。现有点集匹配算法在应用到四维图像配准问题时，一般采用在时间维上去耦合的独立三维点集进行配准，即通过多个三维体图像之间的点集匹配来构建最后的时空形变，这类方法会损失四维图像在时间相关性方面的信息。为了克服独立时间点的三维点集匹配可能带来的轨迹异常问题，通常采取对点集匹配后的结果进行轨迹拟合。

(3)点集匹配中的正则约束

现有点集匹配算法主要研究如何通过增加点的匹配准则来明确点的对应关系。例如，在点集匹配过程中，通过增加强度信息、相邻点的局部几何结构信息等方式，使在点集匹配时点的对应关系容易收敛，提高点的对应关系的准确度，同时减少离群点的影响。而针对点集匹配中的形变估计问题讨论得较少，一般都采用传统的形变函数进行估计，而点集匹配过程中不可避免地存在离群点，这些点的存在对形变函数的估计是一种干扰，如何在离群点存在的情况下估计点集间的形变函数，使形变函数稳定、平滑，且保持其拓扑结构，是一个需要解决的问题。因此，如何在点集匹配模型中引入关于形变函数的正则约束，通过有约束的优化问题求解，在保证点间对应关系的前提下，求解合理的形变函数，是一个值得研究的问题。

针对以上问题，笔者在研究肺运动估计过程中完成了以下工作。

(1)针对传统点集匹配算法中固定点集无法进一步提高配准精度的问题，提出了一种基于动态点集匹配的肺运动估计算法。该算法首先通过点集形状关系和特征点周围局部图像信息的相关系数建立了一个模糊点对应矩阵，构建了虚拟目标点与源点集之间的相互对应关系；在虚拟目标点附近根据图像内容对应关系对虚拟目标点进行调整，建立了有约束最小二乘模型，反向求解目标点集，该目标点集是经过原始目标点调整后的位置，可以更好地反映源点集与目标点集之间在图像内容上的对应关系。提出了一种有约束最小二乘模型的近似求解算法，可以有效减少求解时间，提高点集调整的效率。通过多次迭代求解，目标点集与源点集在图像内容对应关系上逐步改善，从而有效提高点集匹配算法在解决图像配准问题中的配准精度。该算法不但在肺实质运动估计方面的性能较好，而且也能有效估计整个胸部图像(包括肺和胸壁)的滑动运动。该算法与其他经典算法比较，其空间精度和计算速度都有较大提高。在整个胸部的滑动运动估计中，能有效对肺边界的滑动运动进行估计。

(2)针对离散时间点的空间配准算法缺乏时间维相关性的问题，提出了一种基于点集匹配和时空追踪的肺运动估计算法。该算法在鲁棒性点集匹配的基础上，得到特征点在不同相位的映射位置，在时间维构建 L1 正则化约束的最小二乘的特征点轨迹拟合模型，该轨迹将时间维度的相关性引入四维图像配准中，可以得到更稳定的点运动轨迹；然后把点的轨迹拟合后的位置作为目标点的空间 mean – shift 追踪的初始位置，进行目标点追踪，使目标点周围局部图像信息与其对应的源点周围局部图像的信息更相似。该算法重复上述过程，直至所有目标点不需要再调整。该算法在相对运动较小的肺运动估计时，其配准精度高于现有的其他算法；在对相对运动较大的肺数据集进行评价时，该算法不但可以保证较好的空间精度，同时由于时间维轨迹拟合的引入，其空间形变域的拓扑保持性能优于现有算法。

(3)针对点集匹配算法的形变函数容易受离群点干扰而出现异常形变场的问题，提出了一种基于 L1 范数与拓扑保持约束的点集匹配算法。该算法针对点集匹配问题，构建了一个正则化约束的最小二乘模型，分别从弹性变换的鲁棒性、仿射变换的稳定性、空间变换扭曲能量、拓扑保持性等方面引入正则约束，给出了点集匹配的正则优化模型。该模型可以在点集中存在较多离群点的情况下求解稳定的、扭曲能量较小的、拓扑保持的形变函数，该函数可以用于肺部运动模型估计，解决了传统点集匹配算法在离群点较多时存在的形变场容易发生异常的问题。进一步地，该算法给出了正则化约束的最小二乘模型的精确求解模型，并给出了快速求解算法。该算法在离群点较少的情况下，扭曲能量与已有点集匹配算法相当，而配准精度和体保持性能的综合评价优于已有算法；在离群点较多的情况下，该算法具有较高的配准精度，同时，剪切应变的度量表明该算法得到的形变场具有更优的拓扑保持性能。

(4)针对传统基于控制点对应关系的形变模型只包含空间信息、缺乏时间维信息的问题，提出了一种基于时空径向基函数的四维形变模型。该算法将时间维引入传统的径向基函数，构建了时空径向基函数，并在此基础上，构建了基于时空径向基函数的时空形变模型，该模型可以估计出三维体数据中任意点在任何时间的空间位置。本文详细讨论了该时空形变模型的性质，包括可分离性、可解性、空间平滑、时间平滑等。理论分析表明，该时空形变模型可去耦合为一系列的一维变换和一个三维变换，从而大大减少四维形变模型的计算时间。选用正定径向基函数能够保证该模型可解，同时选用的空间径向基函数决定了该模型在空间域的平滑性，而选用的时间径向基函数决定了该模型在时间域的平滑性。该时空形变模型可以描述动态器官的运动模型，确定空间域中任意点的运动轨迹，使形变结果随时间保持稳定，得到更准确、更具生物意义的形变模型。

本书的研究成果在肺癌的临床治疗领域应用前景广阔，有望为肺肿瘤的临床放射治疗提供新的解决方案，以及为腹部微创手术提供一些理论借鉴。

衷心感谢我的导师陈国良院士和杨烜教授对本书的指导，感谢我亲爱的家人和朋友们一直以来给予我的爱护、关心和默默支持。

本书的出版得到了国家自然科学基金委员会——广东联合基金重点项目（U1301251）、江西省自然科学基金项目（20181BAB202004）、江西省教育厅科技项目（GJJ14455、GJJ170515）、江西理工大学科研基金项目（NSFJ2015 - K14）和江西理工大学的资助，在此表示感谢。限于笔者水平以及时间仓促，且随着点集匹配技术在肺运动估计中的不断更新发展，书中难免有错误或不妥之处，恳请读者批评指正。关于本书的建议，请发送给笔者的电子邮箱 yijianbing8@163. com。

易见兵

2019 年 7 月于江西理工大学

目 录

第1章　绪论

1.1　研究背景

近年来，肺癌已成为严重威胁人类健康的主要恶性肿瘤疾病之一。然而，很多肺癌患者在发病时已属于局限晚期，只能接受包括放射治疗在内的综合治疗。放射治疗在肺癌的治疗中起着非常重要的作用[1-4]。目前，肺癌的放射治疗效果不是很理想，主要存在以下3个方面的问题：(1)靶区勾画不准确，由于影像资料的不全和靶区勾画的精确性不高，导致靶区勾画误差较大；(2)肿瘤的移动，在放射治疗过程中，肺部肿瘤在呼吸运动的作用下，会发生位置移动；(3)照射剂量的不足，如果按当前标准的照射剂量去放疗，不能取得很好的局部控制效果；虽然提高照射剂量能够提高局部控制效果，并有可能提高患者的生存希望，但是提高照射剂量随之带来的不良反应也会明显提高。

图像引导放疗技术的出现，为解决上述问题提供了一个很好的技术方案。图像引导放疗技术能够提供更准确的肿瘤靶区位置，结合高剂量的放疗，可以明显提高肺癌的治疗效果[1]。但是肺部的呼吸运动在图像引导介入放射治疗过程中可能会产生以下问题：(1)呼吸引起的器官运动可能导致在胸腔和腹部的肿瘤放疗时产生图像伪影[5]和肿瘤位置的不确定性[6]；(2)呼吸运动可能导致肺的大体肿瘤体积的覆盖范围变化较大，由此可能造成周围健康组织受到不必要的放射损害[7]；(3)呼吸引起的肿瘤运动可能造成在放射治疗时放射剂量不均匀。在传统的治疗方案中，放射源的投送是假设患者的肿瘤器官是静态的，放射剂量的大小要保证肿瘤周围的健康组织不受破坏。这种治疗方案在实际临床治疗中会有以下问题：当放射剂量太小时，对肿瘤中的癌细胞的杀伤就会减弱；而当放射剂量增大时，肿瘤周围的健康组织就会遭到破坏。因此，减小由于呼吸运动导致的肿瘤目标位置不确定性在肺癌治疗中有重要作用，可以增加肿瘤的放射剂量但不会损害肿瘤周围的健康组织，从而提高肺的放射治疗效果[7]。

为了解决呼吸运动产生的影响，传统方法往往采用以下几种方案：(1)屏气技术，该技术通过控制呼吸来减小肿瘤的运动幅度，但是这种方案会使获取图像或介入治疗的时间太短，这种过短的时间往往不足以完成治疗；(2)呼吸门控技术，该技术只能在规定的时间(如最大呼出)获取或使用图像数据，然而这明显增加了获取图像或介入治疗的时间；(3)运动追踪技术，该技术在感兴趣的区域植入标志并用图像设备进行追踪，但是由于在运动过程中直接获取感兴趣的区域图像比较困难，所以运动追踪技术的主要问题是只能获取在标志处的运动信息而不是在整个感兴趣的区域[8]。

由于上述解决方案的缺点和局限性，在过去20多年中，针对肺部呼吸运动模型的研究一直是医学图像领域的一个研究热点[9－18]。根据不同的使用目的，呼吸运动可以通过多种形式来建模。常见的模型一般采用相位、振幅或者相位和振幅两者相结合来描述单点的运动或者代理信号的运动。

精确的呼吸运动模型主要是用来描述肺的解剖结构在呼吸周期中的运动情况，如图1－1所示。图1－1中给出了从两个不同角度观察到的肺的解剖结构在呼吸周期中的运动情况，其中每条黑色的曲线表示肺部的某个解剖结构在不同时间点的运动轨迹。对于肺运动估计而言，本书的工作是得到肺部每个解剖组织的这种运动轨迹，从而可以完整描述肺部结构在呼吸周期的任意时间的运动位置，为图像引导治疗提供准确的肺部肿瘤、特定结构等解剖组织的运动信息，从而可以精确定义治疗的肿瘤边际，准确计算放射剂量并对放射剂量的分布进行评估，改进门控预测模型和自动放射治疗预测模型[6]，为肺癌的精确治疗提供准确的辅助信息。

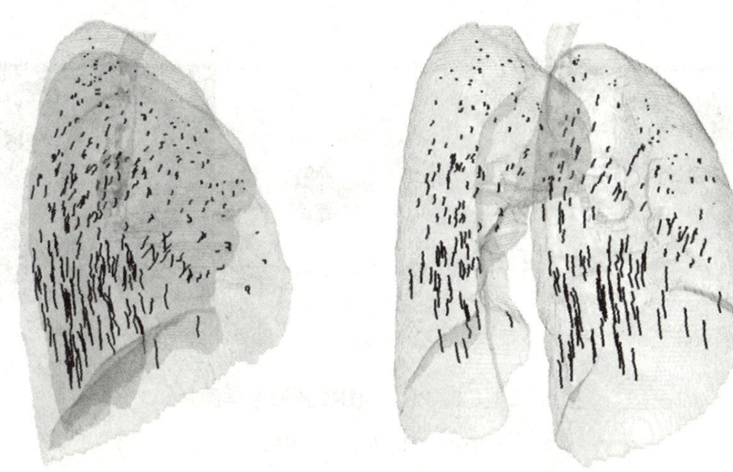

图1-1　肺部呼吸运动模型示意图

1.2　肺图像配准相关技术

1.2.1　肺成像技术

肺成像包括多种类型，如X射线计算机断层扫描(computed tomography, CT)、核磁共振成像(magnetic resonance imaging, MRI)、正电子发射计算机断层扫描(positron emission computed tomography, PET)等。图1-2显示了CT、PET[19]、MRI[20]的影像学图片。CT、MRI属于结构影像，其分辨率一般较高，能够清晰地提供肺的解剖结构信息；PET属于功能影像，能够清楚地显现出人体细胞的功能和代谢信息，但一般分辨率较低。通常情况下，肿瘤的代谢比正常组织旺盛，因此利用功能影像中的代谢信息能够精确地定位病灶位置，然后结合结构影像就能够准确地对病灶的解剖结构信息进行分析[21]。由于肺组织本身信号强度较低，并且受到心脏搏动和呼吸运动伪影的影响，MRI成像的噪声较大，因此限制了其应用。CT在肺结节的检出、鉴别诊断和分期中具有重要的作用，已成为肺癌处理标准有效的检查方法。

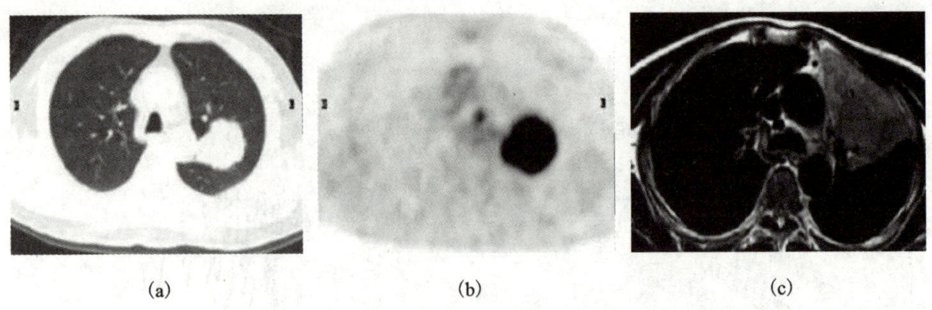

(a)　(b)　(c)

图 1－2　CT、PET、MRI 肺影像学图片

(a) CT；(b) PET；(c) MRI

肺部成像技术经历了从二维成像到三维成像，进一步实现了四维成像的过程，四维成像技术的产生，为研究肺的呼吸运动模型并确定目标位置提供了更丰富的信息。四维计算机断层扫描（four－dimensional computed tomography，4D－CT）肺图像的成像原理是在 CT 扫描时，利用一个呼吸检测系统对患者进行呼吸检测，该检测系统与 CT 机相连，同步获取 CT 肺图像和呼吸信号，让得到的每层 CT 肺图像都"标上"在呼吸周期中所处的时间相位，随后按时间相位分别对所有 CT 肺图像重新组合和三维重建，各时间相位的三维图像构成了一个 4D－CT 肺图像[4]。

4D－CT 图像包括一系列按呼吸相位排序的三维计算机断层扫描（three－dimensional computed tomography，3D－CT）数据，且这些 3D－CT 图像数据表示在呼吸周期中不同时间点患者的三维解剖图像，一般为 10 个相位，描述了从最大吸入到最大呼出再到最大吸入的一个呼吸周期过程，如图 1－3 所示。通常用多层 CT 扫描机和呼吸控制检测设备来获得呼吸周期中不同时间点的 CT 图像。4D－CT 数据可以由螺旋或轴向扫描模式获得。在螺旋 CT 扫描中，患者的床位慢慢移动并在相邻层面连续获得扫描数据。在轴向 CT 扫描过程中，患者床位固定，一次获得 4～16 层图像，在超过一个完整呼吸周期的时间内，在同一个部位重复扫描[4]。

在肺呼吸运动估计时，假定呼吸是有规律的周期性运动，但在放疗过程中

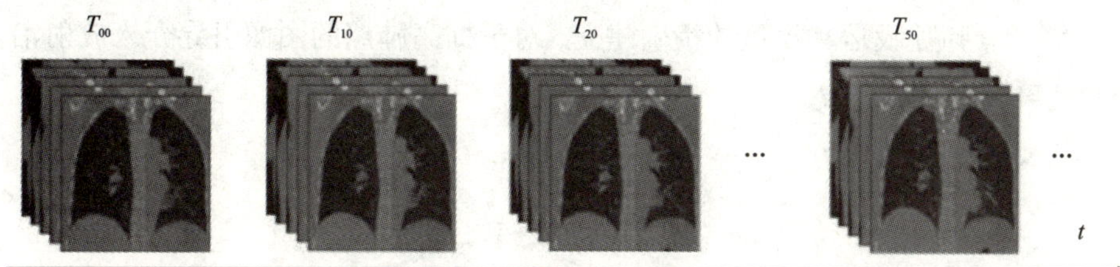

图 1－3　肺的 4D－CT 效果图

每个相位表示肺的一个三维体图，肺的 4D－CT 图由多个三维体图按照时间轴构成

同一个患者的每一个呼吸周期的呼吸运动可能是不相同的。呼吸运动的不规律性将影响 4D－CT 图像的质量，以及从这些图像上识别解剖结构的精确性。例如，无规律的呼吸可造成图像的伪影。同时，在 CT 扫描和放射治疗过程中，这种无规律的呼吸可引起实际剂量分布与处方剂量的偏差。因此，图像引导放疗方案需要患者呼吸相对有规律，即可重复的呼吸或屏气呼吸。在进行肺 CT 扫描之前，患者应在专业人士的指导下进行呼吸训练，从而提高 4D－CT 或屏气 CT 的扫描图像质量。

4D－CT 肺图像的获取与呼吸周期信号同步，获得的带有呼吸信息的 CT 图像数据可以用来进行肺运动估计[4]。在图像引导介入治疗过程中，可以通过由 4D－CT 肺图像分析得到的肺部运动模型来追踪每次治疗时解剖结构的变化和调整治疗计划。

1.2.2　4D－CT 图像配准与肺运动模型估计

采用图像配准技术对 4D－CT 图像进行分析，是实现呼吸运动模型估计的一种主要手段。图像配准技术是通过确定解剖结构在不同时间点的对应关系，根据该对应关系估计一个时空变换函数，该变换函数描述了肺部各解剖结构随时间的运动轨迹，从而可以完整、精确地描述一个呼吸周期内的肺部运动模型。利用四维图像配准技术可以估计胸部（肺实质和胸壁）所有点的运动轨迹，且能够对呼吸周期中不同相位对应图像的感兴趣的位置和形状的实时变化进行描述。如图 1－4 所示，肺运动是一个连续的变换函数 $f(x, t_s)$，t_s 表示肺呼吸相位，x 表示肺的任意位置。在给定的相位 t_s，该空间变换函数 $f_s(x)$ 满足 $f(x, t_s) = f_s(x)$。肺呼吸运动模型的精确建立，对于提高肺癌的图像引导介入放射治疗的效果具有重要意义。

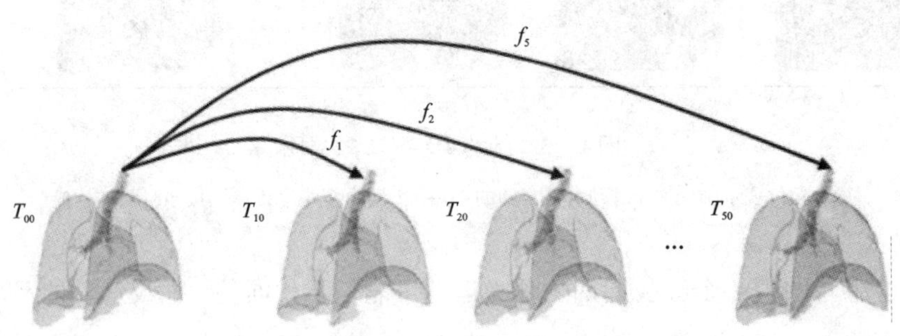

图 1－4　4D－CT 肺运动模型估计

1.2.3　国内外研究该技术主要实验室的研究现状

肺运动估计能够解决图像引导放射治疗中的图像伪影及肿瘤位置移动问题，国内外很多实验室在肺运动估计方面展开了深入研究。比较有代表性的国外研究团队有：(1)美国德州大学医学分部的 Guerrero 教授带领的团队，他们在对肺癌(DIR－lab)[22－23]和慢性肺阻塞(COPDgene)[24]数据集进行肺(肺实质)运动估计时，精度能够达到 2 mm 以内；(2)法国里昂大学 Léon Bérard 癌症研究中心的 Sarrut 教授带领的团队，他们在对肺癌(POPI－model[25]和 CREATIS[26])数据集进行肺运动估计时，精度能够达到 1.5 mm 以内；(3)美国北卡罗来纳州大学教堂山分校的 Shen dinggang 教授带领的团队，他们在对 DIR－lab数据集进行肺运动估计时，大部分样本的精度也能够达到 2 mm 以内[27]；(4)荷兰乌得勒支大学医学中心的 Murphy 教授带领的团队在对来自肺癌筛选计划的样本进行肺运动估计时，精度能够达到 1 mm 以内[28]。国内研究肺运动估计的团队较少，主要受限于肺数据获取较困难，以及国内在图像引导放射治疗这个领域开展的研究工作较晚。

1.3 四维图像配准的时空关系分类

图像配准技术当前广泛应用于临床医学中[29]，因此，越来越多的中外学者对医学图像配准技术进行了深入的探讨。有关文献[30-57]对图像配准的定义、分类及应用背景进行了较详细的阐述。把图像配准技术应用到四维图像分析问题上，就产生了四维图像配准技术。四维图像配准常用于肺、肝脏、心脏、前列腺等器管的运动估计。本节根据四维图像的时间维度信息在图像配准中的作用，对四维图像配准的现有方法进行分类。根据时间维参与求解变换函数的情况，可以将现有的四维图像配准方法分为基于空间形变的四维图像配准方法和基于时空形变的四维图像配准方法。

1.3.1 基于空间变换的四维图像配准方法

基于空间变换的四维图像配准方法是对时间上独立的两个三维体进行配准，其四维变换函数可以定义为f:$(u, t)\rightarrow(u', t')$，$t\in T$，描述了四维图像在时间$t$的三维体中的任意点$u$映射到时间$t'$的三维体中的点$u'$，这里的时间点$t$和$t'$都是给定的。该变换函数本质上是给定时间点图像的空间变换。对应时间点的三维体空间变换可以通过现有的三维图像配准方法实现，根据参与配准的两个三维体图像的时间关系，本书可以将这类空间变换分为指定时间点的图像配准方法和相邻时间点的图像配准方法。

1.3.1.1 指定时间点的图像配准方法

对于给定的四维图像，一般指定一个特定相位的三维图像作为参考图像，其他相位的三维图像作为浮动图像，然后进行图像配准。对于呼吸运动而言，由于最大呼入和最大呼出相位图像具有较小的运动伪影，常被选择作为参与配准的图像。例如，Vandemeulebroucke 等[25-26]在肺运动估计过程中为减小运动伪影的影响，选择最大呼出相位图像作为参考图像进行配准；Klein 等[40]在心脏运动估计中选择PET序列的最大呼入相位作为参考图像，并通过计算相邻时间点的增量运动场和一致性准则来提高心脏运动估计的精度。Bai 等[41]选择呼出中间相位 PET 图像作为参考图像来纠正运动，因为中间点能够更好地反映平均运动。对于心脏数据而言，心脏舒张末期图像经常被作为参考图像；Ledesma－Carbayo 等[42]采用二维超声心脏舒张末期帧作为参考图像，以此来重构心脏运动；Shen 等[43－44]在三维 MRI 图像中，把心脏舒张末期图像配准到其他时间点图像来估计心脏运动。

指定时间点的图像配准对于估计整个四维图像配准变换的优势比较明显，当相邻两个时间点的图像变化较大时，可以在相邻时间点中间重新构造一幅新的插值图像[45]。然而，由于只有两个时间点的体数据参与配准，这两个时间点的器官形状可能发生明显改变。例如，肺的运动幅度在呼入和呼出相位之间某些情况下至少能够达到 30 mm，这时形变场的估计就比较困难。另外，选择一个指定时间点的体作为参考图像，其配准结果产生的变换函数具有一定的偏向性[42]。

1.3.1.2 相邻时间点的图像配准方法

基于相邻时间点相位的图像配准是对两个在相邻时间点 t_s 和 t_{s+1} 的三维图像进行空间配准。假设 t_s 和 t_{s+1} 的位移场可以表示为 $DF_{t_s \to t_{s+1}}(u, t_s)$，当相邻图像的位移场已知，那么从第一个时间点图像到任意时间点图像的位移场可以通过增量位移场计算得到。例如，位移场 $t_s \to t_{s+2}$ 可以定义为 $DF_{t_s \to t_{s+2}}(u, t_s) = DF_{t_{s+1} \to t_{s+2}}(u, t_{s+1}) \circ DF_{t_s \to t_{s+1}}(u, t_s) = DF_{t_s \to t_{s+1}}(u, t_s) + DF_{t_{s+1} \to t_{s+2}}[u + DF_{t_s \to t_{s+1}}(u, t_s), t_{s+1}]$。通过这种相邻时间点的位移量，同样可以估计出运动模型。Klein 等[40]通过对相邻时间点相位的心脏图像进行配准得到体之间的对应关系。

相邻时间点相位图像配准的特点是形变场的位移相对较小，配准的精度较高，但是一个时间相位的配准误差会蔓延到其他相位，使整个四维形变位移场的非一致误差较大。因此需要在不同时间相位点间增加约束，以使整个序列的变换保持时间平滑。

基于空间形变的四维图像配准方法本质上是基于三维体数据的空间匹配。空间配准算法的优点是时间复杂度较低，但是这种算法没有充分利用不同时间图像的相关性，以及时间信息，不利于得到稳定平滑的运动模型。

1.3.1.3 时间维轨迹运动平滑

四维图像配准需要考虑四维图像中的所有时间点信息，并确保每个体元素的轨迹运动在时间维平滑[41]。而两个三维体之间的空间变换没有考虑整个序列的时间维平滑，因此常常采用空间形变的四维图像配准方法对空间配准的结果进行时间维的平滑处理，以克服其在时间维度上的信息缺失。Castillo 等[23]采用高阶多项式来拟合四维图像的形变轨迹，其高阶多项式轨迹被用来求解非线性最小二乘等式和三维体图像之间的配准，这种采用多项式拟合的算法保证了运动轨迹的平滑。Wu 等[27]首先在图像序列中提取特征点，并在时间维对每一组对应特征点采用运动正则化来约束其轨迹，最后通过核回归函数实现该模型。Klein 等[40]通过在形变场应用时间维平滑约束来保证整个图像序列的时间连续性。Metz 等[48]在整个四维形变场中用 B 样条模型构建了一个全局的代价函数，并通过增加时间维采样来提高空间形变的平滑性。Xue 等[54]为了研究大脑的发展和老化过程，在时间维增加自适应平滑约束对同一个患者不同时间点的 MRI 脑部图像进行分割和配准。

1.3.2 基于时空变换的四维图像配准方法

基于时空变换的四维图像配准方法的核心思想是构建一个包含时间维的变换函数，利用该时空变换函数对给定时间点的三维图像进行形变，可以得到不同时间点的形变结果，使各时间点的三维图像中所包含的目标相互对应。时空变换和空间变换的主要区别在于：时空变换能够产生在任意时间点的空间形变。时空变换四维图像配准方法的代价函数包含所有相位的图像序列，以反映具有对应关系的目标随时间的变化。Chandrashekara 等[55]定义了四维 B 样条来描述时空变换 f：

$$f_{\text{temp}}(u, t) = u + B_x B_y B_z B_t DF \tag{1-1}$$

B_x、B_y、B_z 分别表示 x、y、z 轴的 B 样条函数，B_t 表示时间维的 B 样条函数，DF 表示在控制点的位移场。这种时空 B 样条形变函数可以估计任意时间点的空间形变，并且能通过从对整个图像序列配准到参考时间点图像来重建运动场，利用这种合成的运动场可以产生一个平滑的图像序列，该图像序列相对于四维成像得到的图像序列具有较小的噪声。

1.4 四维图像配准的方法分类

本书 1.3 节主要是从时间维的角度对四维图像配准进行分类，本节将从四维图像配准经常采用的方法进行分类。根据图像相似程度的匹配准则，四维图像配准的方法可以分为基于强度、基于特征，以及基于混合的图像配准方法。

1.4.1 基于强度的图像配准方法

基于强度的图像配准方法是一类常见的图像配准方法，其直接利用强度信息进行配准，主要包括光流法[58]、微分同胚[59]、B 样条算法等。

(1)光流法

光流法是将非刚性配准的过程理解为源图像的每个体素逐渐向目标图像对应的体素扩散的过程，源图像的每个体素的扩散速度由目标图像强度的梯度决定[60－61]。Sarrut 等[7]利用光流法对肺的屏气吸入和呼出图像进行配准，通过配准可以有效校正 4D－CT 伪影。Guerrero 等[46]利用光流法进行四维图像配准，使肺部的功能区域在放射治疗计划中能有效地避免受到照射。Ehrhardt 等[52]提出一个改进的光流算法对 4D－CT 数据集进行重构。Handels 等[62]利用光流法进行四维图像配准，通过配准可以确定肺的运动场及肺部肿瘤的位置。

光流法存在以下问题：①光流法用来估计致密形变场，局部较大的形变位移存在困难；②光流亮度守恒约束条件不适合待配准图像的所有区域，如同模医学图像中引入的采集噪声、MRI 的亮度不均匀，局部病灶异常等；③病灶的引入、手术切除等异常信号会导致配准图像的局部形变场的不连续。

(2)微分同胚法

微分同胚配准算法要求形变函数满足微分同胚的条件，即变换函数是一个全局的一对一可微分的光滑可逆映射，并且其逆映射也是光滑的，满足微分同胚条件的形变函数具有良好的拓扑保持性能[63－64]。Ehrhardt 等[6]提出利用微分同胚的配准算法实现了不同患者间的肺部四维平均运动模型，该算法首先形成特定个体的肺运动模型，然后产生一个平均形状和强度值的肺部图像作为参考帧，最后把所有的个体运动模型和这个参考帧进行配准，建立一个统计的四维平均运动模型。Keall 等[65]提出利用微分同胚的配准算法使呼吸周期中的不同相位点图像进行对应，然后进行相应的肺部放疗计划。Ashburner[66]采用 Levenberg-Marquardt 策略求解微分同胚模型，并通过 471 幅脑图像进行实验验证。Demons 算法[67]是一种基于光流场模型的非刚性配准算法，由于该算法没有考虑对形变场的约束，Vercauteren 等[68]将微分同胚变换引入 demons 算法，实现了对整个位移场空间的优化过程。相对于其他微分同胚配准算法，该算法因为只用非参变换的少数几种组合去替代位移场的增加部分，因此计算效率较高。

微分同胚法具有较好拓扑保持性能，变换函数可逆且平滑性好，配准精度较高，且对大形变图像配准的适应性较好，但计算速度相对较慢。

(3) B 样条法

B 样条图像配准算法的基本思想是利用 B 样条构建变换函数，通过最小化目标图像与形变后的源图像之间的强度差异实现图像配准[69-70]。B 样条插值函数具有局部形变可控制、光滑，适合于自由形变的特点。Bai 等[41]提出一种基于 B 样条的时空图像配准算法，通过在代价函数中加入多个时间点的图像信息来提高 PET 图像的配准精度。Metz 等[48]采用 B 样条形变模型对四维图像进行配准，通过最小化不同时间点图像的强度差异和采用随机梯度下降法求解优化问题来得到配准结果。针对肺组织局部强度值在呼吸周期中发生改变的问题，Gorbunova 等[71]提出了一种肺块总数保持的图像配准算法，该模型包含一个全局仿射和几个自由形态的 B 样条变换。

B 样条图像配准方法的主要优点为变换函数的平滑性好；B 样条函数具有紧支撑特性，局部参数调整不会引起全局变化；且 B 样条框架比较灵活，容易增加其他约束属性，如逆一致、滑动运动一致等。其主要缺点为 B 样条形变的优化问题高度非线性和非凸，这意味着目标函数包含较多局部最小值。因此，寻找全局最小化值比较困难。

基于强度的图像配准方法利用了图像强度之间的关系，如强度的相关系数、最大互信息等，配准精度较高，但是该类配准方法计算比较耗时，特别是在大形变配准时需要用较强的约束保持形变的拓扑关系；另外，在某些情况下相似的强度却对应不同的解剖组织，从而导致对应关系模糊不清，使在目标函数的寻优过程中陷入局部最优[72]。这意味着基于强度的图像配准方法在优化过程中对初始条件的设置要求较高。

1.4.2 基于特征的图像配准方法

基于特征匹配的图像配准方法一般先在图像中提取特征，然后寻找特征间的对应关系，进而估计特征间的形变函数。图像特征主要包括点、线、面等特征。其中，特征面和曲线[31、73-74]包含的信息比特征点包含的信息更冗余，一般可以通过特征点和曲率等特征来表达面和曲线信息。Davatzikos 等[75]采用特征面对 MRI 脑图像进行配准，利用曲率来描述特征面进行匹配，Cuisenaire 等[76]则通过点集来描述特征面进行匹配。Davatzikos 等又采用曲线对 MRI 脑图像进行配准，并用点集来描述曲线特性进行匹配[77-78]。

相对于特征面和曲线，特征点是更容易获得并且被描述的特征。利用特征点进行图像配准首先需要寻找点间对应关系。点对应关系可以通过人工或自动的手段获得，利用 SIFT(Scale - invariant feature transform)特征[79-80]、SURF(Speeded - up robust features)特征[81]、相关系数等来描述点的对应关系是比较常见的自动方式。在不同时间点的三维图像中追踪对应控制点也可以得到点对应关系[82-85]。Xiong 等[82]通过分析肺血管的形状检测出血管特征点，利用 B 样条曲线来描述这些特征点的轨迹，并结合特征点周围的形状和图像强度来追踪特征点，从而估计出肺的运动模型。Fan 和 Yang 等[83-84]采用 mean - shift 算法追踪三维肺图像序列的特征点。Wu 等[85]使用结构张量描述特征点周围的局部图像进行特征点轨迹跟踪，并加入了空间信息来解决结构张量表达不好的结构各向异性问题。

当点对应关系已知时，可以通过给定的插值函数计算稠密的位移场。径向基函数是插值理论中最常用的函数，常用的径向基函数包括薄板样条函数(thin plate splines, TPS)、高斯函数、紧支撑 TPS、Wendland 函数等[86-87]。Coselmon 等[88]在两个呼吸相位尽量均匀的放置对应控制点，并通过薄板样条形变使两幅图像点间的互信息最大化。基于点对应关系的配准方法只需选择合适的变换模型就可以得到变换函数。这类方法的优点是形变函数具有明确的解析式，缺点是在寻找大量点对关系时，难以保证所有点对的准确性，而少量的错误点对关系将导致整体形变发生异常。

点集匹配是另一种具有代表性的基于特征的图像配准方法。点集匹配主要解决以下两个问题：点间对应关系的确定，以及点集间变换函数的求解。这两个问题是相互耦合的，一方面，当点间对应关系确定时，非刚性变换较容易估计出来；另一方面，当形变函数已知时，较容易找出点间对应关系。矩量法[89]是一种不需要点间对应关系确定刚性形变函数的方法，由于没有明确的对应关系，只能求解简单的刚性形变。其他方法，如霍夫变换[90]、树形检索[91]、Hausdorff距离[92]、几何哈希[93]等，这些方法在刚性变换时效果较好，但不容易扩展到非刚性变换中配准。

因此，在点集匹配时，一种常用思路是交替求解点间对应关系和点集间的形变函数。通常在目标函数中对变换函数和对应关系都进行相应约束，并在迭代求解目标函数时，分别假设对应关系或形变函数已知，交替求解形变函数和对应关系，直到目标函数满足匹配准则为止。

点集匹配法采用相对较少的点度量匹配准则，其本质是一种形状匹配，计算量相对较小，对硬件要求不高，有利于实时应用。与基于强度的图像配准算法相比，点集匹配算法对初始条件要求较低，但其对大运动形变配准的鲁棒性更强。点集匹配的主要缺点是需要良好的约束条件以保证算法的收敛。由于点集匹配方法的鲁棒性，可以同时解决点间对应关系和形变估计的问题，因此适合解决基于四维图像配准的肺部运动估计问题，在本书1.5节中将重点对点集匹配方法进行论述。

1.4.3 基于混合的图像配准方法

混合配准方法将基于图像强度信息的方法和基于图像特征的方法结合起来，在图像特征进行匹配时，引入强度信息来描述特征的对应关系。这类方法主要有两种实现策略：一种是先采用特征匹配的方法进行图像的粗配准，然后采用基于强度的方法进行精细配准；第二种是构建混合的优化目标函数，该函数同时反映了基于强度的图像配准度量和基于特征的配准度量，通过优化该函数达到配准目的。

Johnson 等[94]采用一致性混合算法对图像进行配准，首先用一致性薄板样条算法利用对应标志点进行匹配，然后再用图像强度进行配准，这两种算法迭代进行直到满足匹配准则为止。Polzin 等[95]提出了一种包括图像特征和图像强度的配准算法，该算法首先采用基于标志点的方法进行配准，然后用强度配准的方法修正位移场。Heinrich 等[96]首先在参考图像上提取特征点，利用图像强度在浮动图像上找到特征点的位移矢量，通过马尔可夫随机场的算法正则化位移矢量，并利用 TPS 插值已知特征点的位移矢量得到稠密的位移场，从而实现对大的肺运动进行估计。这些算法把混合配准问题看成是基于标志点匹配和基于强度配准的两个步骤。也就是采用标志点匹配算法对图像进行粗配，然后再用基于强度的配准算法使配准精度进一步提高。

与此不同的是，Glocker 等[97]采用基于标志点约束的强度稠密场算法来估计稠密形变场，且利用图匹配模型实现标志点对应关系。Rohr 等[98]采用特征点附近的局部图像的强度相关系数作为特征点对应的相似准则进行电泳图像的配准。Biesdorf 等[99]采用标志点附近局部图像的相关熵和互信息，以及标志点的空间信息来描述点间对应关系，对多模图像进行配准。这类算法主要是采用强度信息对标志点的对应关系进行约束，提高点间的配准精度。Wu 等[27]提出了一种新的时空配准算法进行 4D－CT 图像配准，该算法在点集匹配时增加了强度信息、强度梯度幅度，以及零阶几何矩等对特征点进行描述，从而使肺的结构特征对应更加精确。

混合配准算法兼顾了基于强度的和基于特征的两种图像配准算法的特点，充分利用图像中的所有信息，可以达到较高的配准精度；同时又具备基于特征匹配算法鲁棒性强的特点，可以有效避免图像局部模糊而导致配准效果较差的问题，是一种综合两者优点的一类新的配准算法。

1.5　点集匹配

前面已经提到，点集匹配方法是一类基于特征的图像配准方法，该方法只需要从目标中提取结构轮廓，再利用点集匹配算法求解点间对应关系，并同时估计点集间的形变函数，这种方法对特征点的提取要求不高，同时对点集间没有对应关系的离群点具有较好的鲁棒性。因此，本书将基于点集匹配的方法来研究肺部运动估计问题。在点集匹配算法的基础上，引入点周围图像强度之间的关系，通过多种正则化条件约束点集匹配算法，实现一种基于特征点和强度信息混合的图像配准算法，从而估计出肺部运动模型。

下面详细介绍点集匹配方法的思想及其现状。点集匹配的目的是通过最小化关于特征点匹配程度的准则函数，同时确定点集之间的对应关系及两个点集之间的形变函数。给定源点集 $\boldsymbol{U}$ 和目标点集 $\boldsymbol{V}$，源点集 $\boldsymbol{U}$ 是从源图像提取出来的点特征，目标点集 $\boldsymbol{V}$ 是从目标图像中提取出来的点特征。该类算法在估计源点集和目标点集的对应关系，以及形变函数之间反复迭代。本书在这里给出一个点集匹配问题的普遍性的能量函数定义：

$$M(\boldsymbol{U},\ \boldsymbol{V}\circ f)+\Theta(f) \tag{1-2}$$

其中，M 项用来量化源点集 $\boldsymbol{U}$ 和目标点集 $\boldsymbol{V}$ 的匹配情况，$\Theta(f)$ 表示变换函数的约束项。

迭代最近点算法(iterative dosest point, ICP)是一种典型的点集匹配算法，该算法通过对一个给定的点搜索最邻近的点实现点集匹配[100]。然而，ICP 算法对于点集间的非刚性变换鲁棒性较差，随后扩展了 ICP 算法的基本思想[101-103]，通过改进 ICP 算法解决了点集间的非刚性形状匹配问题。Chui 等[104]采用非刚性鲁棒性点集匹配对图像进行配准，该算法利用 TPS 径向基函数求解变换函数，在求解变换函数时，由于点集中存在离群点，即点不是一一对应的，所以该算法简化了求解模型，只求出了一个近似解。Myronenko 等[105-106]提出利用高斯混合模型表示给定点集，根据高斯混合的欧氏距离来匹配混合密度，并利用软分配方式建立点间的模糊对应矩阵，然后根据这种试探性的对应关系估计变换函数，该方法的抗噪能力较强。马佳义等[107-108]利用正则化非参模型进行点集匹配，通过增加各种有效正则化约束，使点集匹配对噪声鲁棒性提高。Jian 等[109]把点集匹配问题重新表达为两个高斯混合对齐问题，并通过两个对应混合的统计差异最小化来实现该算法，该算法对噪声的鲁棒性较强。

在点集匹配中，很多算法为了增强点的对应关系，克服离群点对配准造成的影响，采取了很多措施。Tang 等[110] 提出一种光谱匹配算法，利用局部结构描述子，也就是光谱环境，来描述点集的属性域，主要目的是使点间对应关系更鲁棒。Zhao 等[111] 提出一种新的特征点匹配算法，该算法首先采用特征点的归一化相关系数和双向匹配策略产生初始的点间对应，然后利用投票策略和点间距离移除离群点。另一种鲁棒性点集匹配算法是利用提取特征点的强度信息来正则化整个能量函数，以提高点的对应精度[112]。Zheng 等[113] 提出一种基于显著特征区域的视网膜图像的配准算法，该算法采用图像的梯度场分布和点集的几何信息来描述点的对应关系。Zheng 等[114] 认为相邻点间的局部关系比全局点间更强和稳定，并在点集匹配过程中引入点的局部相邻结构来处理离群点。Liu 等[115] 提出一种限制顺序约束的鲁棒性特征点匹配算法，在算法中同时考虑局部空间顺序和点的全局信息来移除离群点。Zhang 等[116] 采用 K 最近邻点的三角区域表示法来描述特征点的关系，通过局部结构和全局信息移除离群点。Beckouche 等[117] 提出一种仿射参数估计算法来估计全局仿射变换并检测离群点。另外几种算法在点间对应关系上采用空间信息约束来区分离群点和内部点[118－120]。

点集匹配中另一个重要的问题是估计点集间的形变函数，常用的形变包含刚性变换和非刚性变换两种。对于刚性变换模型，常采用极线几何[121－122] 和投影变换来实现，主要用于静态图像的配准。极线几何由基础矩阵表述，用于描述未标定相机获取的一般运动与结构之间的关系，主要用于图像发生旋转和平移运动时进行的配准。而投影变换主要解决只发生旋转而没有平移的图像间的点集匹配问题。对于非刚性变换模型，常采用数据插值理论来实现，其中径向基函数是插值理论中最重要的一类函数，如 TPS、高斯径向基函数、紧支撑 TPS 等。TPS 作用于整个形变场；而紧支撑 TPS 只对控制点附近的形变场产生影响；高斯径向基函数的控制点对整个形变场产生影响，但其作用范围可以通过选择一个适当的高斯核来控制。

第 2 章　肺 4D－CT 成像原理及预处理

2.1　引言

本章将主要介绍肺运动估计中的 CT 图像成像原理及特点，并分析肺实质运动特点和肺边界滑动运动的特点；介绍目前进行肺运动估计的几个公开测试肺数据集，包括其提供者、相关参数，以及相关的肺运动估计精度评价方法；随后，针对肺运动估计所需要的 CT 图像的预处理问题，介绍了本书所采用的肺实质的分割方法、肺图像的增强方法，以及用于点集匹配算法的点集提取方法；最后给出了本书所用算法在公测数据中使用的点集规模。

2.2　肺 CT 成像原理

肺成像主要是通过 CT 扫描(X 射线计算机体层摄影设备)实现。图 2－1 为一种典型 CT 成像设备，通过该设备可以获取患者的肺 CT 图像。

(1)CT 成像原理

CT 系统根据人体不同结构组织对 X 射线的吸收与透过率的不同，采用 X 射线束对人体某部分一定厚度的层面进行扫描，由探测器接收透过该层面的 X 射线，然后将测得的信号经模拟/数字转换器转为数字信号后输入到计算机进

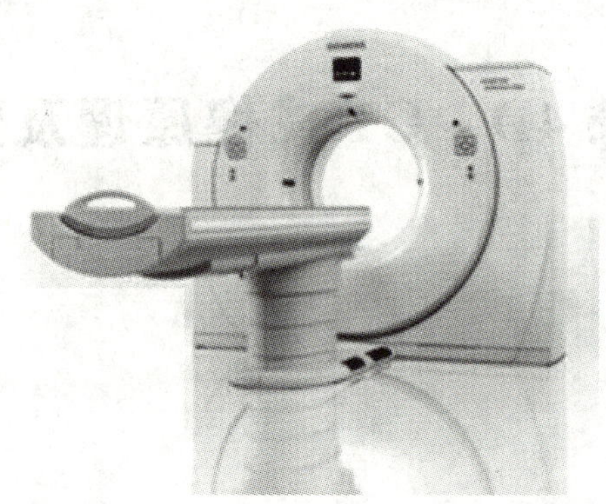

图 2－1　X 射线计算机体层摄影设备

西门子网站获取

行图像重建、显示等[124－125]，其基本工作流程如图 2－2 所示[126]。从而得到该层面的各个单位容积的 X 射线吸收值，即 CT 值，并组成数字矩阵。通过 CT 值可得到人体被检查部位的断面或立体的图像，以发现体内任何部位的细小病变[127]。

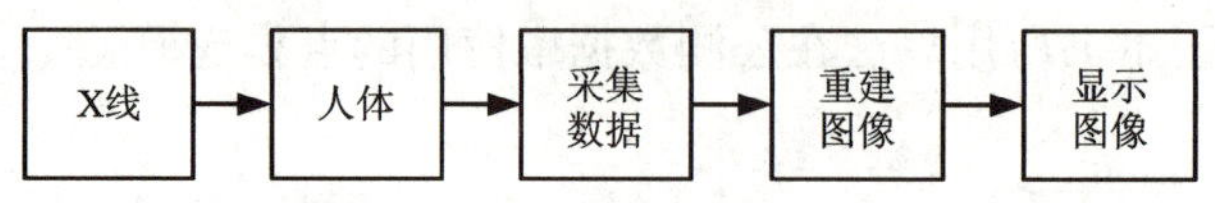

图 2－2　CT 成像的基本流程图

X 光能够对人体组织进行成像主要有两个方面的原因：①光的特性，即穿透性、荧光效应及摄影效应；②人体组织的密度和厚度的差别。由于存在这种差别，当 X 光透过人体各种不同的组织结构时，它被吸收的程度不同，所以当强度均匀的 X 线穿透厚度相等的不同密度组织结构时。由于吸收程度不同，所以在屏幕或胶片上形成具有不同对比度的 X 光影像，如表 2－1 所示[127]。

表 2－1　人体各组织的密度差异和 X 射线吸收关系

器官组织	密度	吸收 X 射线量	X 射线影像	
			透视	照片
骨	高	多	暗	白
软组织	稍低	稍少	较暗	灰
脂肪	更低	更少	较亮	深灰
气体	最低	最少	最亮	黑

肺部作为人体重要的解剖组织，主要由肺实质、胸膜、胸壁组成，如图 2－3 所示。其中，肺实质包括了肺的血管和肺泡等组织，肺泡在 CT 成像中表现为暗区，而血管成像为灰色；胸膜包裹在肺实质的表面与胸壁相连，也表现为灰色成像特点；胸壁由肋骨、胸骨、胸椎及外围的一些软组织组成，密度较大的骨骼呈现出高亮的成像强度。由于肺实质解剖结构与胸壁和胸膜不同，其成像图像与周围组织具有明显差异。

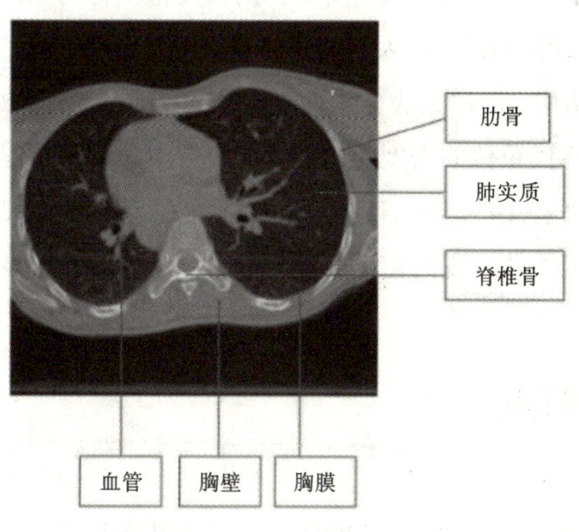

图 2－3　肺 CT 轴状面结构图

(2)CT 图像的主要技术指标

①CT 值　某物质的 CT 值 CT_v 等于该物质的衰减系数 ρ_m 与水的衰减系数 ρ_w 之差，与水的衰减系数相比，再乘以分度因素 β，如式(2 – 1)所示。物质的 CT 值反映物质的密度，即物质的 CT 值越高相当于物质密度越高[126]。

$$CT\_v = \frac{\rho_m - \rho_w}{\rho_w} \times \beta \tag{2-1}$$

CT 值的单位为亨氏单位（Hu）。人体内不同组织具有不同的衰减系数，因而其 CT 值也各不相同。按照 CT 值的高低分别为骨组织、软组织、脂肪、水、气体；水的 CT 值为 0 Hu 左右，气体的 CT 值为 – 1000 Hu，骨骼的 CT 值为 + 1000 Hu。

②部分容积效应　在 CT 扫描中，由于每层具有一定的厚度，在此厚度内可能包括密度不同的组织。凡小于层厚的病变，其 CT 值受层厚内其他组织的影响，所测出的 CT 值不能代表病变的真正 CT 值。如在高密度组织中较小的低密度病灶，其 CT 值偏高；反之，在低密度组织中较小的高密度病灶，其 CT 值偏低，这种现象称为部分容积效应。因此，每一像素的 CT 值，实际所代表的是单位体积内各种组织的 CT 值的平均数，并不是该组织的真实 CT 值。

③窗宽与窗位　在一幅影像中所见到的密度范围称为“窗宽”，密度平均值则称为“窗位”或“窗中心”。而人类的眼睛只能分辨几种灰影，在选取较宽的窗时，能见到所有结构，但却无法分辨微小的密度差异；在选取较窄的窗时，又只能分辨小范围亨氏单位的密度变化，整幅影像中大部分不是黑就是白，在这些区域并不能获得有用的诊断信息。因此，欲显示某一组织结构的细节时，应选择适合观察该组织或病变的窗宽以及窗位，以获得最佳的显示效果[126]。

2.3　肺运动特点

在进行肺运动估计之前，需要对肺运动特点及规律进行了解，这样才能够为肺运动的建模提供有效的先验知识，从而提高肺运动估计的精度。本书主要从肺实质的运动特点和肺边界的滑动运动特点方面进行阐述。

(1)肺实质运动特点

近年来，许多研究者对肺肿瘤的运动幅度大小的量化进行了探讨。从自由呼吸到屏气呼吸的治疗模式中，观察者对不同类型患者中的肿瘤运动进行了研究。虽然暂时还没有得出综合结论，但可以得出以下共识：

①不能通过年龄、性别、体重、身高等身体条件来预测呼吸运动的模式和幅度；

②肺的运动趋势是从肺的上部分运动小到肺的下部分运动大[128]，肿瘤位置比较独立，不依靠前面移动性指标；

③细支气管的运动模式很少为线性的。

由于肺实质的运动在多个患者中没有规律可寻，因此，在肺的放射治疗时，需要对患者的每个个体单独进行肺运动估计。

(2)肺边界的滑动运动特点

在呼吸期间，肺实质与胸壁之间会产生滑动运动，这是由于肺实质与胸壁具有不同的运动特点，因而在两者之间会产生相对运动，并且该运动很自然的发生在胸膜上。肺周围的胸膜腔是一个体腔，在呼吸过程中胸膜与肺实质发生撕扯而产生相互运动[129]。为了展示滑动运动在实际肺运动过程中出现的效果，本书给出了不同相位同一结构特征的两幅图片，如图 2－4 所示。图中，(a)和

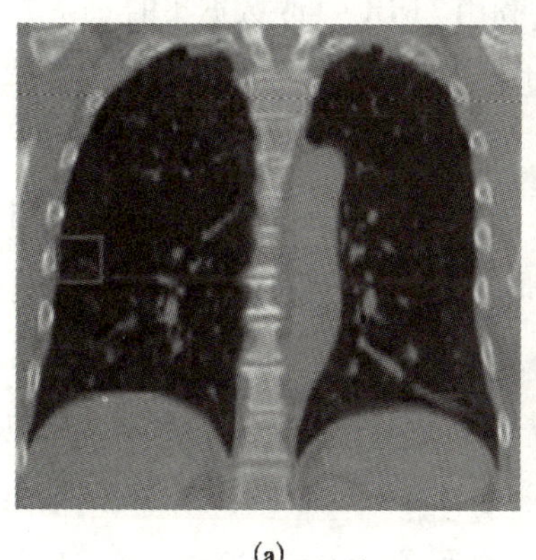

(a)

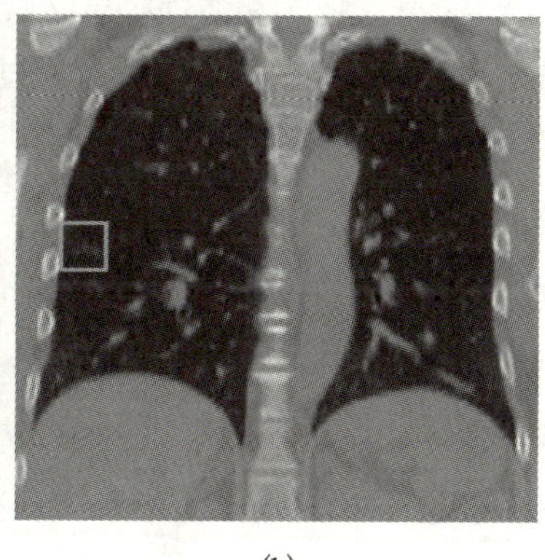

(b)

图 2－4　肺边界滑动运动示意图

(a)方框中的血管位置是最大吸入相位的成像位置；(b)方框中的血管位置是最大呼出相位的成像位置。可以看出相对其左边对应的肋骨组织，两者存在滑动运动

(b)分别表示某一患者在最大吸入和最大呼出相位的成像切片，(a)中方框中的结构特征与(b)中方框中的结构特征是同一组织。从图中可以看出，(a)中方框中的血管位置正好在左侧肋骨中间处，而(b)中方框中的血管位置正好在左侧肋骨的上方。这表明，在肺运动过程中，由于滑动运动的存在，肺实质和肋骨的运动特点是不一致的。

2.4 公测的 4D－CT 肺数据集

目前，有 5 种公开的肺数据集供算法测试性能。各数据集的详细信息介绍如下。

(1) DIR－lab[22－23]

DIR－lab 是由德克萨斯大学安德森癌症中心的放射肿瘤学部门提供的数据。该数据集主要由食道癌和肺癌患者的 4D－CT 图像构成，采用仰卧位，正常呼吸的情况下拍摄。DIR－lab 数据集包含 10 个 case，每个 case 包含 10 个相位(T00～T90)的三维肺 CT 图像。所有 case 的 T00～T50 相位，都有 75 个医学专家标志点用来评价配准算法的空间精度，而且在最大呼入相位(T00)和最大呼出相位(T50)提供了 300 个医学专家标志点以供利用。DIR－lab 数据集的 case 1～case 5 的 CT 图片是已经被数据集提供者剪切过的，只包含整个胸壁和肺，其体大小为 256×256×(94～112)体素；case 6～case 10 的体大小为 512×512×(120～136)体素；每片的厚度为 2.5 mm，分辨率为(0.97～1.16) mm×(0.97～1.16) mm。DIR－lab数据集的详细信息可参考网页 http://www.dir－lab.com。

(2) POPI－model[25]

POPI－model 是由法国里昂 Léon Bérard 癌症中心提供的数据，只包含 1 个 case，该 case 包含 10 个相位(T00～T90)的 3D－CT 肺图像。该数据集由医学专家对其进行剪切，只包含整个胸壁和肺。在相位 T00～T90 中，有 41 个医学专家标志点可以用来评价配准算法的空间精度，其中有 4 个专家标志点存在误差，一般只采用其中 37 个标志点来评价算法的性能[130]。POPI－model 数据集的体大小为 482×360×141 体素；每片的厚度为 2 mm，分辨率为 0.976562 mm

×0.976562 mm。POPI－model 数据集的详细信息可参考网页 http：//www.creatis.insa－lyon.fr/rio/popi－model。

（3）CREATIS[26]

CREATIS 是由法国里昂 Léon Bérard 癌症中心提供的数据，该数据集主要由非小细胞肺癌患者的 4D－CT 图像构成。CREATIS 数据集包含 6 个 case，每个 case 包含 10 个相位（T00～T90）的 3D－CT 肺图像。在 CREATIS 数据集的 case 1～case 3 的 T00～T90 相位，包含 100 个医学专家标志点可以用来评价配准算法的空间精度；而在 case 4～case 6 这 3 个 case 中，在最大呼入相位和最大呼出相位分别提供了 100、107 和 113 个医学专家标志点。CREATIS 数据集的 case 体大小为 512×512×（141～187）体素；每片的厚度为 2 mm，分辨率为（0.78～1.17）mm×（0.78～1.17）mm。CREATIS 数据集的详细信息可参考网页 http：//www.creatis.insa－lyon.fr/rio/popi－model。

（4）COPDgene[24]

COPDgene 是由美国国家心肺血液研究所慢性阻塞性肺病遗传因素研究档案馆提供的数据，该数据集主要由慢性阻塞性肺病的 CT 图像构成，采用仰卧位，最大呼入和正常呼出的情况下拍摄。COPDgene 数据集包含 10 个 case，每个 case 包含 2 个相位，最大呼入相位和最大呼出相位。所有 case 在最大呼入相位和最大呼出相位，提供了 300 个医学专家标志点可以利用。COPDgene 数据集的体大小为 512×512×（102～135）体素；每片的厚度为 2.5 mm，分辨率为（0.586～0.742）mm×（0.586～0.742）mm。COPDgene 数据集的详细信息可参考网页 http：//www.dir－lab.com。

（5）EMPIRE10[131]

EMPIRE10 来自于 EMPIRE10 的组织者收集的多个机构的肺病患者数据。该数据集包含 30 个 case，每个 case 包含 2 个相位，且来自同一个主体。每个 case 的体大小不同，且相位在呼吸周期内也不是固定的。配准算法的空间精度评价是根据 4 个方面的性能来测试的：肺边界对齐，肺裂纹对齐，人工标记点对的对应情况，形变场的奇异点存在情况。参与 EMPIRE10 挑战的挑战者，只需要把配准后得到的形变函数生成相应的形变场，然后上传给 EMPIRE10 的组织者，随后就能得到算法的排名和 4 个性能指标的详细测试数据。EMPIRE10

数据集的详细信息可参考网页 http：//empire10. isi. uu. nl。

2.5　4D－CT 肺图像的预处理

肺实质和胸壁的运动特点不同，在进行肺运动估计时，一般需要把肺实质和胸壁分割开，然后分别处理。另一方面，肺 CT 噪声较大，很多较小的毛细血管不能被明显看出，且有的血管出现中间断裂的情况，因此需要对 CT 图像进行增强，凸显血管并使其连续。最后，需要从肺实质和胸壁中分别提取表达血管特征和骨骼特征的点集，用于点集匹配。下面分别描述这几个步骤。

（1）肺实质分割

如图 2－5 所示，从（a）中可以看出，肺实质和胸壁的颜色差异较大，适合用区域增长方法实现肺图像的分割。本书在肺实质区域放入种子，然后利用区域增长分割方法生成肺实质图像的模板，并对得到的肺实质模板进行膨胀和腐蚀的后续处理，从而获得最终的图像提取模板，如图 2－5（c）所示，最后根据生成的模板从肺 CT 原始图像中提取肺实质图像。

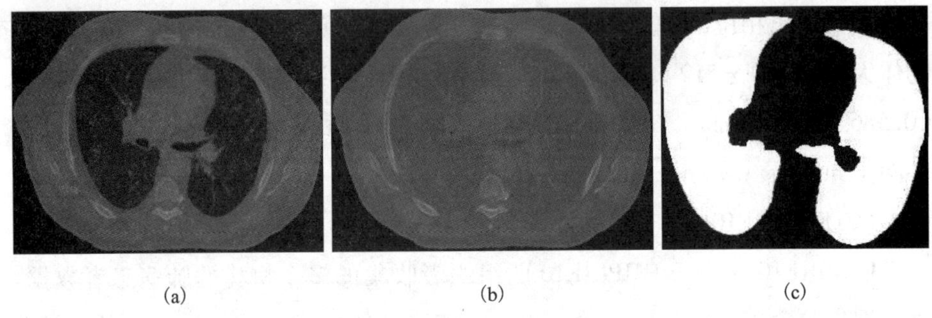

(a)　(b)　(c)

图 2－5　原始图像预处理过程

（a）原图；（b）区域生长分割图；（c）区域生长模板图

(2)血管增强

本书首先采用 Frangi 滤波[132]来增强肺实质中的血管，其血管增强函数定义如下：

$$EV_{o}(s)=\begin{cases}0 \quad \lambda_2>0 \quad \text{or} \quad \lambda_3>0,\\ \left[1-\exp\left(-\dfrac{R_{A}^{2}}{2\alpha^{2}}\right)\right]\exp\left(-\dfrac{R_{B}^{2}}{2\beta^{2}}\right)\left[1-\exp\left(-\dfrac{S^{2}}{2\gamma^{2}}\right)\right]\end{cases} \tag{2-2}$$

其中，α、β 和 γ 表示控制线性滤波敏感度的阈值。

由于血管在 Frangi 滤波作用后，表现出不连续性，甚至碎片化的效果，所以，本书进一步采用非线性弥散滤波[133]来增强肺实质中的血管。弥散公式如下：

$$\frac{\partial I(x,t)}{\partial t}=\nabla\left(g(\|\nabla I(x,t)\|)\nabla I(x,t)\right) \tag{2-3}$$

其中，$I(x,0)=EV_{o}(s)$，传导系数 $g(\|\ \|)$ 是一个图像梯度的递减函数，用来限制弥散边界，$I(x,1)$ 表示增强后的血管。图 2－6 为肺图像经过 Frangi

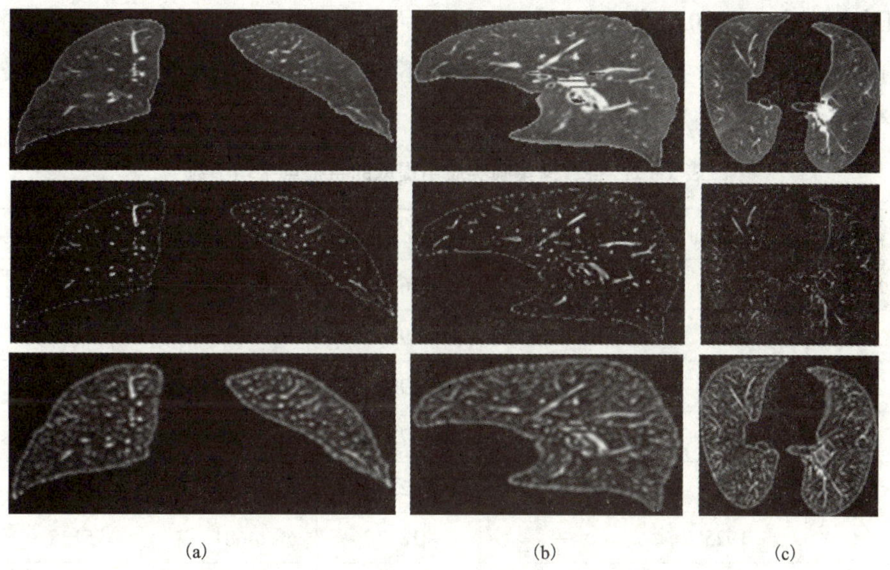

(a)　(b)　(c)

图 2－6　肺图像经过 Frangi 滤波和弥散滤波后的血管增强图

(a)冠状面；(b)矢状面；(c)轴状面。原始图像、Frangi 滤波后的图像、弥散滤波后的图像分别在各小图的第 1、2、3 行显示

滤波和弥散滤波后的血管增强图。

(3)特征点提取

特征点的提取分为肺实质点提取和胸壁点提取。本书在肺实质提取特征点时，利用了血管增强后图像的相关信息提取特征点。首先，对于血管增强后的体素中的每个点(边界除外)，以其为中心提取出一个小体图像，如 7×7×5 体素的小体，判断这个小体图像中的中心点是否是局部最大值，如果是，且其值大于设定的阈值 δ_1，那么这个点将被作为肺实质点集匹配的特征点。

表 2－2 给出了 DIR－lab、POPI－model、CREATIS 和 COPDgene 肺数据集的肺实质部分在各相位平均提取的特征点个数，其中 EMPIRE10 由于数据集较多，只给出前 10 个 case 提取的平均特征点个数，其他 case 的特征点个数基本相当。根据已有的参考文献的观点及笔者实验的经验，参与配准的整个肺体数据中应该提取足够多的特征点，这样配准的精度才能得到保证。在本书的实验中，各公开的肺数据集的每个 case 提取的特征点个数都不一样，一般提取的特征个数要大于 1000 才能确保其配准精度。而如果采用过多的特征点，不仅耗费的计算时间更多，更重要的是过多的点并不能进一步提高算法的配准精度。

表 2－2　各数据集肺实质中提取的特征点平均个数

Case	DIR－lab	POPI－model	CREATIS	COPDgene	EMPIRE10
1	2449	3141	3640	7035	4543
2	3787	—	2926	4380	8639
3	2768	—	2986	6117	5443
4	1909	—	3730	5086	2919
5	2483	—	1237	5092	5631
6	1925	—	1827	4681	5138
7	2452	—	—	4901	5764
8	3813	—	—	5084	4261
9	1390	—	—	8025	4821
10	2191	—	—	5310	2959

在胸壁进行点提取时，由于胸壁和肺实质的解剖结构不同，胸壁中骨骼的强度值与其他软组织的强度值差异较大。因此，本书主要是在骨骼上提取特征点。首先，对于体素中的每个点（边界除外），以其为中心提取出一个小体图像，如 5×5×3 体素的小体，判断这个小体图像中的最大强度值是否和当前这个中心点的强度值相同。如果相同，再判断其值是否大于本书设定的强度阈值 δ_2。对于骨骼上过密的特征点，直接删除其部分点，胸壁中提取的特征点个数保留在 3000 左右。

2.6　本章小结

本章首先介绍了肺的成像原理及运动特点，并对常用的肺测试数据集做了详细介绍，接着对本书算法所需的预处理过程进行了简要介绍，最后给出了在后续实验过程中各测试数据集中提取的特征点个数。

第 3 章 基于动态点集匹配的肺运动估计算法

3.1 引言

当前的点集匹配算法大部分都是针对固定点进行的，在匹配过程中点的位置不会发生变化，当两个点集间的对应点周围的图像内容相似度不好时，固定的点集匹配难以进一步提高配准精度，因此本章采用动态点集匹配算法对 4D - CT肺图像进行运动估计。本章算法是找到两个点集之间的对应关系和变换函数[134]，为了使点集匹配算法得到更高精度的图像配准效果，根据图像内容对点集进行调整，使点间对应关系从空间距离的对应提升到图像内容和空间距离同时对应。Sun 等[135]提出了一种新的鲁棒性点集匹配算法来调整特征点的位置，同时建立了源点集和目标点集合适的对应关系，通过调整特征点的位置来提高配准精度，这种动态点集思想的可行性在该文献中已得到验证。当前，还没有通过动态调整点的位置进行 4D - CT 肺运动估计的配准算法，因此，研究基于动态点集匹配的肺运动估计算法是有意义的。

本章提出了一种动态点集匹配算法来估计肺运动。在点集匹配时，特征点在其周围被进行微调，以使对应点间的图像内容对应关系更准确。由于在进行点集匹配时，采用源点和虚拟目标点进行配准，因此，在调整虚拟点后，如何反向求解目标点是一个需要解决的问题。本章引入约束的最小二乘模型对其进行求解。另一方面，肺成像过程中不可避免地会产生一定的噪声，因此，在提取肺部特征点时，存在一定数量没有对应点的离群点。为了提高描述特征点的对应关系的准确性，本章引入图像相关系数以度量特征点的相似性。

本章算法首先引入图像强度的相关信息，根据点集形状关系和特征点周围局部图像信息的相关系数建立了一个模糊点对应矩阵，构建了虚拟目标点和源点集之间的对应关系；接着在虚拟目标点附近根据与源点图像内容的对应关系对虚拟目标点进行调整，建立了一个有约束的最小二乘模型来反向求解目标点集，并提出利用有约束的广义逆算法对约束的最小二乘模型进行近似求解，以提高算法的求解效率。为了验证肺部滑动运动的估计效果，在肺边界实现了非连续和非平滑的肺滑动运动估计。实验结果表明，滑动运动在肺边界的非连续性效果较好，符合肺的滑动运动特点。

3.2　点间对应关系

4D – CT 图像包含 $Q+1$ 个相位，可以表示为 $\boldsymbol{I}=\{I_s,\ s=0,\ \cdots,\ Q\}$。假设相位图像 I_0 提取的源点集表示为 $\boldsymbol{U}=\{u_i,\ i=1,\ 2,\ \cdots,\ K\}$，相位图像 $I_s(s=1,\ \cdots,\ Q)$提取的目标点集表示为 $\boldsymbol{V}_s=\{v_{j,s},\ j=1,\ 2,\ \cdots,\ N\}$，$K$ 和 N 分别表示源点集和目标点集的个数。呼吸运动可以通过以下模型实现：对于一个已知点 u_i 在相位 T00，点 u_i 可以通过变换函数 f_s 从相位图像 I_0 映射到相位图像 $I_s(s=1,\ \cdots,\ Q)$。为估计呼吸运动的连续时空变换函数，可以通过估计变换函数 f_s 实现。

以 DIR – lab 数据集为例，本章算法以最大呼入相位图像 I_0 作为源图像，其他相位图像 $I_s(s=1,\ \cdots,\ Q)$作为目标图像，分别提取源图像 I_0 和目标图像 I_s 的点作为源点集 $\boldsymbol{U}$ 和目标点集 $\boldsymbol{V}_s$。本书的目标是估计点集 $\boldsymbol{U}$ 和 $\boldsymbol{V}_s$ 的对应关系，以及计算它们的非刚性变换函数 f_s。

在点集 $\boldsymbol{U}$ 和 $\boldsymbol{V}_s$ 间定义模糊对应矩阵 $\boldsymbol{M}_s\in\boldsymbol{R}^{(K+1)\times(N+1)}$，如下式：

$$\boldsymbol{M}_s=\begin{bmatrix} m_{1,1}^s & \cdots & m_{1,N}^s & m_{1,N+1}^s \\ \vdots & \ddots & \vdots & \vdots \\ m_{K,1}^s & \cdots & m_{K,N}^s & m_{K,N+1}^s \\ m_{K+1,1}^s & \cdots & m_{K+1,N}^s & 0 \end{bmatrix} \tag{3-1}$$

要求 m_{ij}^{s} 的范围为 0 ～1, 同时满足行和列归一化条件：$\sum_{j=1}^{N+1} m_{ij}^{s} = 1$, $i = 1, 2, \cdots, K$ 和 $\sum_{i=1}^{K+1} m_{ij}^{s} = 1$, $j = 1, 2, \cdots, N$。左上内部子矩阵 $K \times N$ 定义为点集 $\boldsymbol{U}$ 和 $\boldsymbol{V}_s$ 的对应关系。第 $N+1$ 列和第 $K+1$ 行用来表示 $\boldsymbol{U}$ 和 $\boldsymbol{V}_s$ 的离群点的对应关系。

点集匹配算法的关键是在源图像和目标图像中建立一个可靠的点间对应关系。在 Chui 等[104]提出的鲁棒性点集匹配算法中，点间对应关系仅仅是考虑点间的欧氏距离，而没有考虑以点为中心的周围局部图像的相似性。如果两个点的欧氏距离比较接近，但点的局部图像内容不相似，就可能导致对应点发生误配的情况。估计两个点集的对应关系等效于计算两个点集的特征之间的相似程度。在本章算法中，用两种特征来描述点特征：第一种特征是点的空间位置，第二种特征是以点为中心的局部图像内容。

根据 Chui 等[104]的思想，本书定义对应矩阵 $\boldsymbol{M}_s$ 如下式所示：

$$m_{ij}^{s} = \frac{1}{\tau}\exp\left[-\frac{\beta\|v_{j,s} - f_s(u_i)\|_2^2 + (1-\beta)(1 - Corr(F(I_0, u_i), F(I_s, v_{j,s}))}{2\tau}\right] \tag{3-2}$$

其中，f_s 表示两个点集间的变换函数，$\| v_{j,s} - f_s(u_i) \|_2^2$ 表示目标点 $v_{j,s}$ 和源点的映射点 $f_s(\mathrm{u}_i)$ 的欧氏距离，τ 是一个逐步减小的参数，用于控制对应程度，β 表示欧氏距离和相关系数两项的平衡系数。$F(I_0, u_i) = \{p_k, k=1, \cdots, n\}$ 和 $F(I_s, v_{j,s}) = \{q_k, k=1, \cdots, n\}$ 分别表示在图像 I_0 中以 u_i 为中心的局部图像和在图像 I_s 中以 $v_{j,s}$ 为中心的局部图像。$Corr$ 表示局部图像 $F(I_0, u_i)$ 和 $F(I_s, v_{j,s})$ 的相关系数函数。p_k 和 q_k 分别表示两个局部图像的像素强度值，每个邻域包含 n 个像素。局部图像的相关系数可描述如下：

$$Corr[F(I_0, u_i), F(I_s, v_{j,s})] = \frac{\sum_{k=1}^{n}(p_k - \bar{p})(q_k - \bar{q})}{\sqrt{\sum_{k=1}^{n}(p_k - \bar{p})^2}\sqrt{\sum_{k=1}^{n}(q_k - \bar{q})^2}} \tag{3-3}$$

其中 $\bar{p}$ 表示局部图 $F(I_0, u_i)$ 强度值的平均值，$\bar{q}$ 表示局部图 $F(I_s, v_{j,s})$ 强度值的平均值。图像强度相关项 $Corr[F(I_0, u_i), F(I_s, v_{j,s})]$ 对点的对应关系影响很大。当欧氏距离 $\| f_s(u_i) - v_{j,s} \|_2^2$ 较小时，如果图像强度相关项

$Corr[F(I_0, u_i), F(I_s, v_{j,s})]$ 也比较小，这说明源图像的点 u_i 的周围图像强度与目标图像的点 $v_{j,s}$的周围图像强度不相似，此时点 u_i 和 $v_{j,s}$的对应值 m_{ij}^{s}也小。这样就避免了由于只根据空间距离造成描述点特征的信息不够而引起点的误匹配问题。

3.3　鲁棒性点集匹配模型

鲁棒性点集匹配模型的最小化代价函数[104]：

$$\min_{M_s, f_s}\{\sum_{j=1}^{N}\sum_{i=1}^{K} m_{ij}^{s}\|v_{j,s} - f_s(u_i)\|_2^2 + \lambda\|\Lambda f_s\|_2^2 + \tau\sum_{j=1}^{N}\sum_{i=1}^{K} m_{ij}^{s}\lg m_{ij}^{s} - \zeta\sum_{j=1}^{N}\sum_{i=1}^{K} m_{ij}^{s}\} \tag{3-4}$$

$\|\Lambda f_s\|_2^2$ 表示空间变换函数的平滑算子，λ 和 ζ 表示权重参数来平衡代价函数的各项，τ 是一个逐步减小的参数，和式(3 －2) 相同。

点集匹配模型的变换函数由 3 个维度组成，设任意点 u 的坐标为(x, y, z)，$f(u)$ 在 x、y、z 方向可以分别表示为 $f_x(u)$、$f_y(u)$、$f_z(u)$，在第 c 维的 $f_c(u)$，$c \in \{x, y, z\}$，可以表示如下：

$$f_c(u) = a_1 + a_x x + a_y y + a_z z + \sum_{j=1}^{K} w_j\varphi(r_j) \tag{3-5}$$

其中，c 表示三维空间的一个维度；K 表示参与点集匹配的源点个数；$w_j(j = 1, \cdots, K)$，a_1，a_x，a_y，a_z 为变换函数的系数；径向基函数 $\varphi(r_j) = |r_j|$；同时 $r_j = \|u - u_j\|_2$，$u_j \in \boldsymbol{U}$；$f_c(u)$ 表示任意点 u 根据 K 个源点位置得到的映射位置。

采用最大期望算法(expectation maximization algorithm，EM) 策略来求解最小化问题模型(3 －4)，分两步完成：① 在步骤 E，对应矩阵 $\boldsymbol{M}_s$ 通过式(3 －2) 计算得到，并确定点间对应关系，同时可以移除部分离群点；② 在步骤 M，根据点间对应关系求解空间变换函数 f_s。EM 算法在两个步骤之间交替求解，当变换函数 f_s 一定时，点的映射位置很容易得到，从而可以帮助估计点的对应关系；当对应矩阵 $\boldsymbol{M}_s$ 一定时，有利于估计出空间变换函数 f_s。在步骤 M 中，去除

与空间变换函数 f_s 无关的项，再简化欧氏距离项 $\sum_{j=1}^{N} m_{ij}^{s} \| v_{j,s} - f_s(u_i) \|_2^2 \approx \| \sum_{j=1}^{N} m_{ij}^{s} v_{j,s} - f_s(u_i) \|_2^2$，式(3 – 4) 可以重新表达如下：

$$\min_{f_s} \{ \sum_{i=1}^{K} \| z_i - f_s(u_i) \|_2^2 + \lambda \| \Lambda f_s \|_2^2 \} \tag{3-6}$$

$z_i = \sum_{j=1}^{N} m_{ij}^{s} v_{j,s}$ 表示权重目标点，也可以称它为虚拟目标点。虚拟目标点集在相位 s 可以定义为 $\boldsymbol{Z}_s = [z_1, \cdots, z_K]^T$，它满足 $\boldsymbol{Z}_s = \boldsymbol{M}_s \boldsymbol{V}_s$。虚拟目标点集 z_i 对估计变换函数 f_s 的影响很大，当虚拟目标点 z_i 和源点 u_i 对应精确时，变换函数 f_s 则可以获得更精确的结果。本书提取的源点集和目标点集分别来自两幅不同的图像，这意味着虚拟目标点和源点的对应关系不一定为最优。图 3 – 1 为源点对应虚拟目标点的一个例子。源图像的加号表示源点，目标图像的加号表示虚拟目标点，但是源点周围的图像内容不能精确对应虚拟目标点周围的图像内容。实际上，源图像的加号周围的图像内容对应着目标图像中的圆圈周围的图像内容。如果这些点保持固定的位置去参加点集匹配，即使两个点集的对应关系估计正确，通过这两个点集得到的变换函数还是不能精确地把源点映射到相对应的位置。因此，虚拟目标点 z_i 需要移动位置以达到和源点 u_i 的对应更精确，这里的精确对应包含着欧氏距离小及图像内容相似。

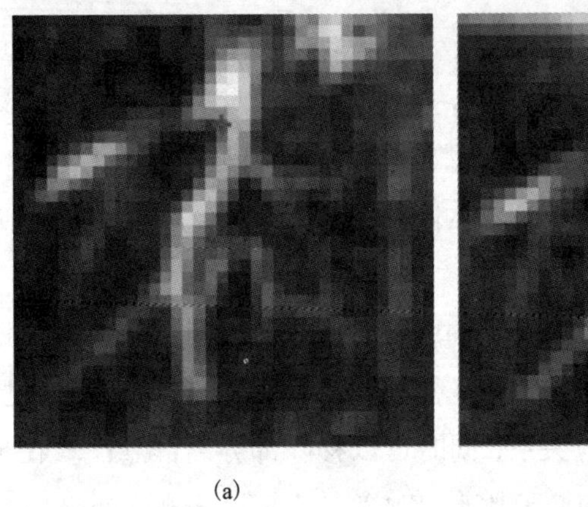

(a)

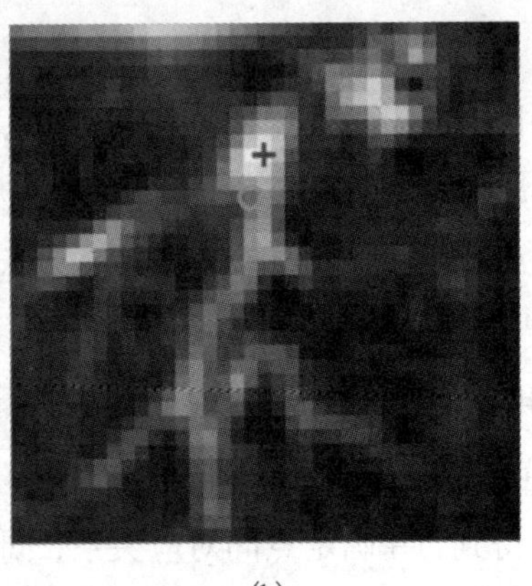

(b)

图 3 – 1　源图像和目标图像的特征点偏移

(a) 源图像；(b) 目标图像

假设虚拟目标点 z_i 调整后的位置可以表示为 $z_i' = z_i + \Delta z_i$，其中 Δz_i 表示 z_i 的位移。z_i'作为更新的虚拟目标点，且该点能够满足在相位图像 I_s 以 z_i'为中心的局部图像 $F(I_s, z_i')$ 和在相位图 I_0 以 u_i 为中心的局部图像 $F(I_0, u_i)$ 之间的强度差异最小。z_i'的搜索区域限制在一个局部区域内，在每一次迭代中满足以 z_i 为中心的 $\|\Delta z_i\|_\infty \leqslant \delta$，$\delta$ 表示移动范围，它必须满足比较小的条件，在本实验中设置为 1。

当仅调整虚拟目标点集 $\boldsymbol{Z}_s$ 的位置而不调整目标点集 $\boldsymbol{V}_s$ 的位置，则变换函数 f_s 的配准精度不能进一步提高。如图 3 -2 中(a)所示鲁棒性点集匹配算法在迭代后期的第 k 代结果。假设当前 $m_{ij}^s \approx 1$，源点 u_i 对应目标点 $v_{j,s}$，当前变换函数为 f_s。因为 $m_{ij}^s \approx 1$，所以虚拟目标点 z_i(三角形)非常接近 $v_{j,s}$，对应的源点 u_i 和虚拟目标点 z_i 的变换函数为 f_s，在调整虚拟目标点 z_i 到 z_i'位置(三角形)以后，更新的变换函数为 f_s'。如果目标点 $v_{j,s}$ 在第 k 代保持固定位置，虚拟目标点 z_i 在第 $k+1$ 代仍然非常接近 $v_{j,s}$，z_i 的调整位置 z_i''与 z_i'相同。那么，新的变换函数 f_s''不再改变，表明此时 z_i 的调整不能进一步改变变换函数。

为解决上述问题，需要调整虚拟目标点集 $\boldsymbol{Z}_s$，并进一步调整目标点集 $\boldsymbol{V}_s$。如图 3 -2 中(b)所示，在第 k 代，虚拟目标点 z_i 调整到 z_i'位置。因为 $m_{ij}^s \approx 1$，所以目标点 $v_{j,s}$对应着调整的目标点 $v_{j,s}'$，并且其位置和 z_i'的位置相同。在第 $k+1$ 代，新的虚拟目标点 $v_{j,s}'$的位置和 z_i'的位置相同，z_i'进一步调整到 z_i''的位置，这时在源点 u_i 和新的虚拟目标点 z_i''之间将产生新的变换函数 f_s''。在后面的迭代中，变换函数将继续更新，从而使点间的对应关系更明确。

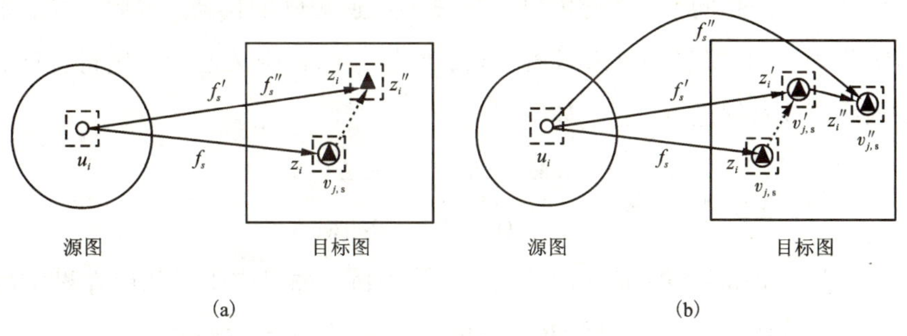

图 3 -2　调整目标点在求解变换函数时的影响示例

(a)不调整目标点集 V_s；(b)调整目标点集 V_s

3.4 目标点集调整的可行性及收敛性分析

由于虚拟目标点集来自 $\boldsymbol{Z}_{\mathrm{s}}=\boldsymbol{M}_{\mathrm{s}}\boldsymbol{V}_{\mathrm{s}}$，当虚拟目标点集 $\boldsymbol{Z}_{\mathrm{s}}$ 调整到 $\boldsymbol{Z}_{\mathrm{s}}'$位置，$\boldsymbol{V}_{\mathrm{s}}$ 应该调整到 $\boldsymbol{V}_{\mathrm{s}}'$来满足 $\boldsymbol{Z}_{\mathrm{s}}'=\boldsymbol{M}_{\mathrm{s}}\boldsymbol{V}_{\mathrm{s}}'$。由于 $\boldsymbol{Z}_{\mathrm{s}}'=\boldsymbol{Z}_{\mathrm{s}}+\Delta\boldsymbol{Z}_{\mathrm{s}}$，同时 $\boldsymbol{V}_{\mathrm{s}}'=\boldsymbol{V}_{\mathrm{s}}+\Delta\boldsymbol{V}_{\mathrm{s}}$，上述问题可以转化为求解：$\Delta\boldsymbol{Z}_{\mathrm{s}}=\boldsymbol{M}_{\mathrm{s}}\Delta\boldsymbol{V}_{\mathrm{s}}$。由于矩阵 $\boldsymbol{M}_{\mathrm{s}}$ 并不能保证为非奇异矩阵，$\Delta\boldsymbol{V}_{\mathrm{s}}$ 不能直接进行求解。故本书将引入一个正则化约束最小二乘模型对这个问题进行描述和求解。

假设 $\Delta\boldsymbol{V}_{\mathrm{s}}=[\Delta\boldsymbol{V}_{\mathrm{s}}^{x}\Delta\boldsymbol{V}_{\mathrm{s}}^{y}\Delta\boldsymbol{V}_{\mathrm{s}}^{z}]$，$\Delta\boldsymbol{Z}_{\mathrm{s}}=[\Delta\boldsymbol{Z}_{\mathrm{s}}^{x}\Delta\boldsymbol{Z}_{\mathrm{s}}^{y}\Delta\boldsymbol{Z}_{\mathrm{s}}^{z}]$，那么，$\Delta\boldsymbol{V}_{\mathrm{s}}^{\mathrm{c}}$ 和 $\Delta\boldsymbol{Z}_{\mathrm{s}}^{\mathrm{c}}$ 分别是目标点集 $\Delta\boldsymbol{V}_{\mathrm{s}}$ 和虚拟点集 $\Delta\boldsymbol{Z}_{\mathrm{s}}$ 的 c^{th}分量，$c\in\{x,y,z\}$。因此本书把这个病态问题转化为一个正则化约束最小二乘的问题，如式(3－7)所示：

$$\min_{\Delta\boldsymbol{V}_{\mathrm{s}}^{\mathrm{c}}}\|\boldsymbol{M}_{\mathrm{s}}\Delta\boldsymbol{V}_{\mathrm{s}}^{\mathrm{c}}-\Delta\boldsymbol{Z}_{\mathrm{s}}^{\mathrm{c}}\|_2^2\quad \text{s.t.}\quad -\delta\leqslant\Delta\boldsymbol{V}_{\mathrm{s}}^{\mathrm{c}}\leqslant\delta \tag{3-7}$$

求解的 $\Delta\boldsymbol{V}_{\mathrm{s}}$ 要尽量满足 $\Delta\boldsymbol{Z}_{\mathrm{s}}=\boldsymbol{M}_{\mathrm{s}}\Delta\boldsymbol{V}_{\mathrm{s}}$，同时要保证 $\Delta\boldsymbol{V}_{\mathrm{s}}$ 的调整量较小。直接求解这个最小二乘约束问题是比较耗时的，在此，本书采用一种近似求解算法，可以把上述问题简化为约束的广义逆问题，广义逆的求解表达式如下：

$$\min_{\Delta\boldsymbol{V}_{\mathrm{s}}^{\mathrm{c}}}\|\boldsymbol{M}_{\mathrm{s}}\Delta\boldsymbol{V}_{\mathrm{s}}^{\mathrm{c}}-\Delta\boldsymbol{Z}_{\mathrm{s}}^{\mathrm{c}}\|_2^2 \tag{3-8}$$

广义逆在某种意义上可以对对应矩阵 $\boldsymbol{M}_{\mathrm{s}}$ 求逆，这时矩阵 $\boldsymbol{M}_{\mathrm{s}}$ 可以看成是可以求逆的矩阵，广义逆可以存在于任意矩阵中。也就是说，对应矩阵的逆矩阵与广义逆矩阵相同，广义逆可以看成是不可逆矩阵的伪逆。因此，本书采用对应矩阵 $\boldsymbol{M}_{\mathrm{s}}$ 的广义逆矩阵来求解 $\Delta\boldsymbol{V}_{\mathrm{s}}^{\mathrm{c}}$，但是考虑到广义逆会产生奇异解，本书加入约束项对解进行筛选，如下式：

$$\Delta\boldsymbol{V}_{\mathrm{s}}^{\mathrm{c}}=\begin{cases}\boldsymbol{M}_{\mathrm{s}}^{+}\Delta\boldsymbol{Z}_{\mathrm{s}}^{\mathrm{c}} & -\delta\leqslant\Delta\boldsymbol{V}_{\mathrm{s}}^{\mathrm{c}}\leqslant\delta\\ 0 & \text{otherwise}\end{cases} \tag{3-9}$$

$\boldsymbol{M}_{\mathrm{s}}^{+}$ 表示 Moore－Penrose 广义逆[136－137]矩阵。如果广义逆的解在设定的范围内，$-\delta\leqslant\Delta\boldsymbol{V}_{\mathrm{s}}^{\mathrm{c}}\leqslant\delta$，则接受该调整结果；否则，点不进行调整。

为了说明式(3－7)与式(3－9)所求解的差异，本书把这两种求解算法分别放入本章实际算法中测试。具体为：假设本章算法在小于规定的运行迭代次数时，暂时不调整目标点的位置，这时就不求解这个病态问题；当达到规定的运行迭代次数时，比如在35代时，调整目标点位置，分别把式(3－7)最小二乘约束和式(3－9)广义逆约束放进算法中运行，分别得出两种解，然后比较它们之间的差异，确定两种解中相同的解占全部解的比例。为了验证随着算法收敛，当 $\boldsymbol{M}_{\mathrm{s}}$ 的元素 $m_{\mathrm{ij}}^{\mathrm{s}}$ 的值接近1时，对前面两个病态解的变化情况，本书设置了不同的迭代次数，分别进行了相关测试，具体如图3－3所示。可以看出，利用这两种不同的算法分别实现，随着迭代次数的增加，即 $\boldsymbol{M}_{\mathrm{s}}$ 的元素 $m_{\mathrm{ij}}^{\mathrm{s}}$ 的值接近1时，最小二乘约束和广义逆约束求出的解越接近。把这两种方案的算法分别对肺运动进行估计，发现其最终的肺图像配准精度也基本相同。因此，本书选择广义逆近似求解 $\Delta\boldsymbol{V}_{\mathrm{s}}$，以提高算法的运行效率。

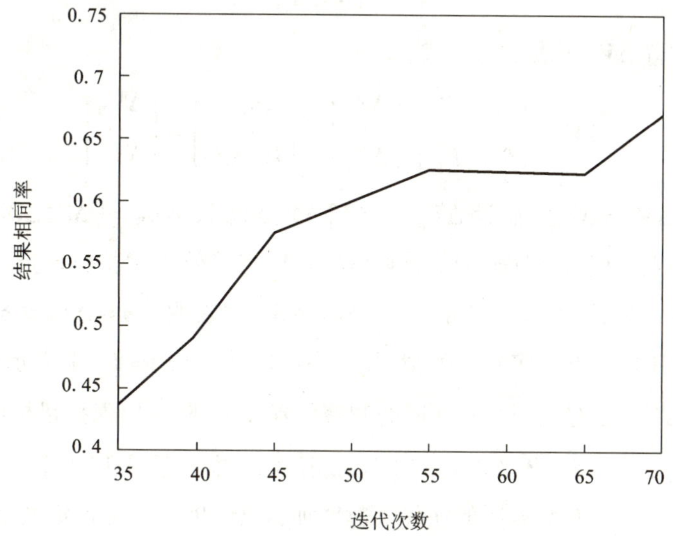

图3－3　最小二乘约束和广义逆约束求解的结果相同率

在近似求解模型中，调整的 $\boldsymbol{V}_{\mathrm{s}}'$ 需要在 $\boldsymbol{V}_{\mathrm{s}}$ 附近来保持目标形状。然而，表达式 $\Delta\boldsymbol{V}_{\mathrm{s}}=\boldsymbol{M}_{\mathrm{s}}^{+}\Delta\boldsymbol{Z}_{\mathrm{s}}$ 并不能保证形状保持。因此，需要设置参数 δ 较小(这里设置为1)，当 $-\delta\leqslant\Delta V_{\mathrm{s}}^{c}\leqslant\delta$ 时，$c\in\{x, y, z\}$，保留 $\Delta\boldsymbol{V}_{\mathrm{s}}=\boldsymbol{M}_{\mathrm{s}}^{+}\Delta\boldsymbol{Z}_{\mathrm{s}}$ 的结果；否则，$\Delta\boldsymbol{V}_{\mathrm{s}}$ 的结果置0为。下一步，再详细讨论 $\boldsymbol{V}_{\mathrm{s}}$ 和 $\boldsymbol{V}_{\mathrm{s}}'$ 的关系。

当源点 u_i 和目标点 $v_{j,\mathrm{s}}$ 的对应关系建立时，矩阵 $\boldsymbol{M}_{\mathrm{s}}$ 的元素 m_{ij}^{s} 的值为1；当

源点 u_i 和目标点 $v_{j,s}$ 的对应关系不明确时，$0 < m_{ij}^{s} < 1$。假设在源点集 $\boldsymbol{U}$ 和目标点集 $\boldsymbol{V}_s$ 中有 R 个点一一对应，重新排列矩阵 $\boldsymbol{M}_s$ 和目标点集的调整位置 $\Delta\boldsymbol{V}_s$，这时，矩阵 $\boldsymbol{M}_s$ 和 $\Delta\boldsymbol{V}_s$ 可以重新划分为以下矩阵表达：

$$\boldsymbol{M}_s = \begin{bmatrix} \boldsymbol{I}_R & \boldsymbol{0} \\ \boldsymbol{0} & \boldsymbol{P}_1 \end{bmatrix}, \quad \Delta\boldsymbol{V}_s = \begin{bmatrix} \Delta\boldsymbol{V}_R \\ \Delta\boldsymbol{V}_1 \end{bmatrix} \tag{3-10}$$

$\boldsymbol{I}_R$ 表示大小为 R 的单位矩阵，$\boldsymbol{P}_1$ 表示 $\boldsymbol{M}_s$ 的子矩阵。$\Delta\boldsymbol{V}_R$ 和 $\Delta\boldsymbol{V}_1$ 表示 $\Delta\boldsymbol{V}_s$ 的子矩阵，$\Delta\boldsymbol{V}_s$ 是来自 $\boldsymbol{M}_s^{+}\Delta\boldsymbol{Z}_s$。虚拟目标点集的位置调整可表示为 $\Delta\boldsymbol{Z}_s$，且 $\Delta\boldsymbol{Z}_s$ 可划分为 $\Delta\boldsymbol{Z}_s = [\Delta\boldsymbol{Z}_R, \Delta\boldsymbol{Z}_1]^{T}$。基于划分的矩阵 $\boldsymbol{M}_s$，伪逆 $\boldsymbol{M}_s^{+}$[138]能够表达为下式：

$$\boldsymbol{M}_s^{+} = \begin{bmatrix} \boldsymbol{I}_R & \boldsymbol{0} \\ \boldsymbol{0} & \boldsymbol{P}_1^{+} \end{bmatrix} \tag{3-11}$$

调整位置 $\Delta\boldsymbol{V}_s$ 可表示为下式：

$$\Delta\boldsymbol{V}_s = \begin{bmatrix} \boldsymbol{I}_R & \boldsymbol{0} \\ \boldsymbol{0} & \boldsymbol{P}_1^{+} \end{bmatrix} \begin{bmatrix} \Delta\boldsymbol{Z}_R \\ \Delta\boldsymbol{Z}_1 \end{bmatrix} = \begin{bmatrix} \Delta\boldsymbol{Z}_R \\ \boldsymbol{P}_1^{+}\Delta\boldsymbol{Z}_1 \end{bmatrix} = \begin{bmatrix} \Delta\boldsymbol{V}_R \\ \Delta\boldsymbol{V}_1 \end{bmatrix} \tag{3-12}$$

显然，$\Delta\boldsymbol{V}_R = \Delta\boldsymbol{Z}_R$，假设 $\Delta\boldsymbol{V}_R = [\Delta\boldsymbol{V}_R^{x}\Delta\boldsymbol{V}_R^{y}\Delta\boldsymbol{V}_R^{z}]$，$\Delta\boldsymbol{Z}_R = [\Delta\boldsymbol{Z}_R^{x}\Delta\boldsymbol{Z}_R^{y}\Delta\boldsymbol{Z}_R^{z}]$，当源点和目标点对应关系明确时，调整虚拟目标点等效于调整目标点。由于虚拟目标点集的子集位移 $\Delta\boldsymbol{Z}_R$ 满足 $-\delta \leqslant \Delta\boldsymbol{Z}_R^{c} \leqslant \delta$，这表明 $-\delta \leqslant \Delta\boldsymbol{V}_R^{c} \leqslant \delta$ 也同样满足。当源点和目标点是多对一的情况时，用非单位子矩阵 $\boldsymbol{P}_1$ 来表示这种情况，因为 $-\delta \leqslant \Delta\boldsymbol{V}_1^{c} \leqslant \delta$ 是必要条件，$\boldsymbol{V}_1'$ 的调整位置在 $\boldsymbol{V}_1$ 附近以保持目标的形状。$\boldsymbol{Z}_1 = [\boldsymbol{Z}_1^{x}\boldsymbol{Z}_1^{y}\boldsymbol{Z}_1^{z}]$，当 $-\delta \leqslant \boldsymbol{P}_1^{+}\Delta\boldsymbol{Z}_1^{c} \leqslant \delta$ 得不到满足时，本书假设 $\boldsymbol{V}_1'$ 等于 $\boldsymbol{V}_1$ 来处理这个问题。随着点集匹配算法的迭代次数增加，源点集和目标点集的对应关系越来越明确，即 m_{ij}^{s} 接近 1，矩阵 $\boldsymbol{M}_s$ 逐渐趋近为一个单位阵，且目标点集的位置也趋于稳定。这样本章算法随着迭代次数的增加逐渐退化为原始的点集匹配算法[104]，因此能够保证其收敛。

3.5　算法描述

根据动态点调整的思想，可以通过求解最小化模型(3－4)得到源点集 $\boldsymbol{U}$ 和目标点集 $\boldsymbol{V}_s$ 的空间变换函数 f_s。本书采用松弛 TPS 求解变换函数 f_s[104]。算法(3－1)给出了基于动态点集匹配的肺运动估计算法的过程。

算法(3－1)　基于动态点集匹配的肺运动估计算法

输入: τ_0 表示初始常量, ρ 为衰减率, λ_1 为非仿射变换参数, λ_2 为仿射变换参数, I_0 为源图像, $I_s(s=1, \cdots, Q)$ 为目标图像。

输出: f_s 为变换函数($s=1, \cdots, Q$)。

begin

Step1: 从源图像 I_0 提取源点集 $\boldsymbol{U}$, 令 $s=1$。

Step2: 从目标图像 I_s 提取目标点集 $\boldsymbol{V}_s$。

Step3: 用式(3－2)计算对应矩阵 $\boldsymbol{M}_s$。

Step4: 计算虚拟点集 $\boldsymbol{Z}_s$, 并调整其位置为 $\boldsymbol{Z}'_s$。

Step5: 利用松弛 TPS 算法求解源点集 $\boldsymbol{U}$ 和调整后的虚拟目标点集 $\boldsymbol{Z}'_s$的变换函数 f_s。

Step6: 用公式(3－9)更新目标点集 $\boldsymbol{V}_s$。

Step7: 如果匹配准则不满足时[例如, 映射点集 $f_s(\boldsymbol{U})$ 和目标点集 $\boldsymbol{V}_s$ 的距离小于某个阈值], 继续执行 Step3; 否则, $s=s+1$, 如果 $s>Q$, 输出配准结果; 如果 $s\leqslant Q$, 继续执行步骤 2。

end

3.6 实验结果分析

本章采用 DIR – lab 和 POPI – model 数据集来评价提出的算法——基于动态点集匹配的肺运动估计算法，通过对肺实质配准精度进行度量来评价肺运动估计的效果；同时，通过对包括骨骼在内的整个肺图像配准的精度进行度量，来评价肺滑动运动估计的效果。此外，本章算法还参加了肺运动估计的 EMPIRE10 挑战比赛。本章点集匹配算法采用的特征点是根据本书 2.5 节描述的方法提取的。

在实验中，为加快收敛速度，设置 τ_0 为 0.001。设置衰减率为 0.93，这样可以使衰减过程足够慢，以保证算法的鲁棒性较强。非仿射变换参数 λ_1 和仿射变换参数 λ_2 的衰减过程可设置为 $\lambda_i = \lambda_i^{\text{init}}\rho$，$i = 1, 2$。在初始变换时，为使仿射变换在初始点集匹配过程中比非仿射变换的影响更大，设置 $\lambda_1^{\text{init}} = 3$，$\lambda_2^{\text{init}} = 0.03$。

3.6.1 肺呼吸运动估计

(1) 在 DIR – lab 和 POPI – model 数据集中对呼吸运动估计进行评价

本章采用目标配准误差（target registration error, TRE）[139] 来评价肺的呼吸运动估计。目标配准误差是专家给出的点位置与算法得到的点位置之间的欧氏距离，该值越小，表明算法的配准精度越高。表 3 – 1 给出了 Wu（S – temporal）[27] 和 Metz（B – Spline）[48] 等提出的算法和本章算法在 DIR – lab 数据集的 6 个相位（T00 ~ T50）的 75 个专家标志点和 POPI – model 数据集的 10 个相位的 37 个专家标志点的目标配准误差的平均值（和标准偏差）。其中，B – Spline 算法的结果只采用 DIR – lab 数据集的前面 5 个 case，S – temporal 算法采用高分辨率重建图像进行配准，而本章采用原始图像进行配准。为公平起见，本章算法的结果将与 S – temporal 算法没有采用高分辨率重建图像的配准结果进行比较。从表 3 – 1 中可以看到本章算法总的平均值和标准偏差分别为 1.11 mm 和 1.11 mm。本章算法在 case 1 ~ case 5 的结果与 S – temporal 算法的结果相当；并且本章算法在 case 6 ~ case 10 的结果明显比 S – temporal 算法的结果好。

表3－1　DIR－lab（75）和POPI－model（37）数据集的目标配准误差（mm）

数据集	初始值	S－temporal	B－Spline	本章算法
DIR－lab case 1	2.18(2.54)	0.79(0.46)	0.95(0.66)	0.74(0.82)
DIR－lab case 2	3.78(3.69)	0.86(0.52)	1.00(0.62)	0.64(0.68)
DIR－lab case 3	5.05(3.82)	0.92(0.53)	1.14(0.61)	0.90(0.78)
DIR－lab case 4	6.69(4.72)	1.07(0.75)	1.40(1.02)	1.20(1.08)
DIR－lab case 5	5.22(4.62)	1.13(0.86)	1.50(1.31)	1.24(1.23)
DIR－lab case 6	7.42(6.56)	2.26(1.96)	—	1.34(1.47)
DIR－lab case 7	6.66(6.46)	1.85(0.88)	—	1.23(1.10)
DIR－lab case 8	9.83(8.31)	2.40(1.95)	—	1.45(1.57)
DIR－lab case 9	5.03(3.79)	2.05(1.15)	—	1.19(0.82)
DIR－lab case 10	5.42(5.84)	1.69(1.52)	—	1.25(1.17)
POPI－model	3.68(2.97)	—	1.02(0.58)	1.00(0.74)
平均值	5.56(5.51)	—	—	1.11(1.11)

表3－2表示Castillo（Optical）[23]、Wu（S－temporal）[27]、Metz（B－Spline）[48]、Heinrich（MRF）[123]、Sun（RS）[140]等提出的算法和本章算法在最大呼入和最大呼出相位的300个专家标志点的目标配准误差的平均值（和标准偏差）。从表3－2中可以看到，本章配准算法在DIR－lab数据集的10个case的3000个专家标志点的目标配准误差的平均值和标准偏差分别为1.21 mm和1.04 mm，相对于Optical、MRF和RS等算法结果，其值明显更小。从单个case的角度来看，本章配准算法的结果相对于其他算法，case 1、case 2、case 6、case 7、case 8、case 10目标配准误差的平均值最小。

表 3 – 2 DIR – lab 数据集的 300 个专家标志点的目标配准误差(mm)

Case	初始值	Optical	S – temporal	B – Spline	MRF	RS	本章算法
1	3.89(2.78)	0.97(1.02)	0.85(0.82)	1.02(0.50)	0.97(0.5)	0.97(0.5)	0.81(0.72)
2	4.34(3.90)	0.86(1.08)	0.79(0.65)	1.06(0.56)	0.96(0.5)	0.94(0.5)	0.77(0.69)
3	6.94(4.05)	1.01(1.17)	0.92(0.54)	1.19(0.66)	1.21(0.7)	1.10(0.6)	1.00(0.79)
4	9.83(4.86)	1.40(1.57)	1.12(0.82)	1.57(1.20)	1.39(1.0)	1.99(2.2)	1.29(1.02)
5	7.48(5.51)	1.67(1.79)	1.43(0.96)	1.73(1.49)	1.72(1.6)	1.35(1.2)	1.38(1.33)
6	10.89(6.97)	1.58(1.65)	6.95(4.06)	—	1.49(1.0)	3.02(4.3)	1.24(0.78)
7	11.03(7.43)	1.46(1.29)	3.64(2.15)	—	1.58(1.2)	1.43(1.0)	1.42(0.89)
8	14.99(9.01)	1.77(2.12)	4.05(2.64)	—	2.11(2.4)	2.16(3.7)	1.75(1.75)
9	7.92(3.98)	1.19(1.12)	3.96(1.85)	—	1.36(0.7)	1.36(0.9)	1.29(0.75)
10	7.30(6.35)	1.59(1.87)	3.25(2.68)	—	1.55(1.6)	1.28(0.9)	1.19(0.81)
平均值	8.46(6.58)	1.25(1.43)	—	—	1.43(1.3)	1.36(0.8)	1.21(1.04)

图 3 – 4 中(a)给出了 DIR – lab 数据集的单个 case 在相位 T10 ~ T50 的 75 个专家标志点的目标配准误差的箱线图，DIR – lab 数据集的单个 case 在每个相位的 75 个专家标志点的目标配准误差的异常值个数在 0 ~ 10，单个 case 在每个相位的目标配准误差的平均异常值个数的比值为 3.55%。如表 3 – 1 所示，在 DIR – lab 数据集的所有 case 中，本章算法的 75 个专家标志点的目标配准误差的标准偏差和其对应的平均值之差为 – 0.37 ~ 0.13 mm；在 POPI – model 数据集的 case 中，本章算法的 37 个专家标志点的目标配准误差的标准偏差和其对应的平均值之差为 – 0.26 mm。以上表明，DIR – lab 数据集的每个 case 的 75 个专家标志点和 POPI – model 数据集 case 的 37 个专家标志点的目标配准误差的大部分值在平均值附近。图 3 – 4 中(b)表示 DIR – lab 数据集的 10 个 case 在相位 T10 ~ T50 的 750 个专家标志点的目标配准误差的箱线图，其中 10 个 case 的目标配准误差在不同相位的异常值个数为 14 ~ 34，每个相位的目标配准误差

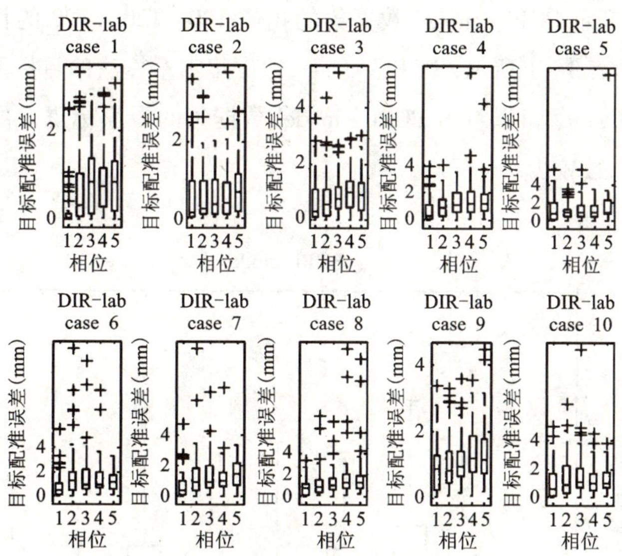

注：横坐标上1代表T10，2代表T20，3代表T30，4代表T40，5代表T50

(a)

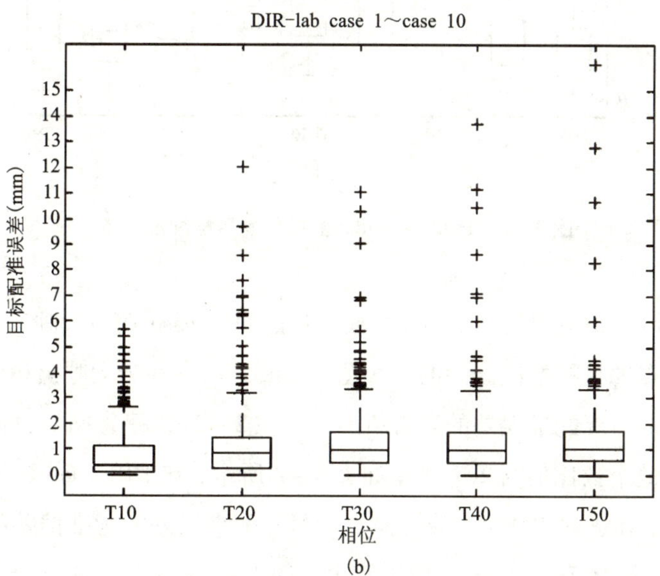

(b)

图 3-4　DIR-lab 数据集在相位 T10～T50 的 75 个专家标志点的结果

(a)单个 case 在每个相位的目标配准误差；(b)10 个 case 在每个相位的总的目标配准误差

的平均异常值个数的比值为 3.04%。

图 3 - 5 表示 POPI - model 数据集的相位 T00、T20 ~ T90 的目标配准误差的箱线图。如表 3 - 1 所示，POPI - model 数据集本章算法的目标配准误差的平均值大约为 1 mm，可以看出 POPI - model 数据集的专家标志点的目标配准误差的异常值个数较少。

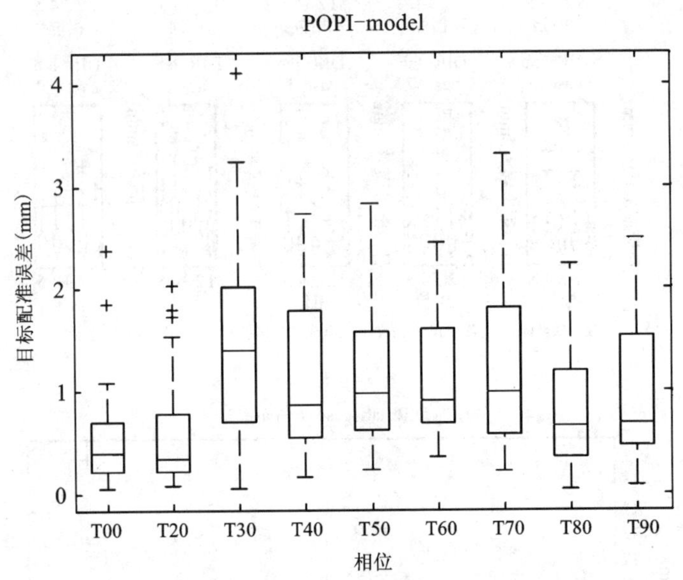

图 3 - 5　POPI - model 数据集的目标配准误差

图 3 - 6 中(a)给出了 DIR - lab 数据集的每个 case 在最大呼出相位的 300 个专家标志点的目标配准误差的箱线图，其每个 case 在最大呼出相位的 300 个专家标志点的目标配准误差的异常值的个数在 2 ~ 21，每个 case 目标配准误差的平均异常值个数比值为 2.77%。如表 3 - 2 所示，在 DIR - lab 数据集的所有 case 中，本章算法的 300 个专家标志点的目标配准误差的标准偏差和其对应的平均值之差为 -0.54 ~ 0 mm。以上表明，DIR - lab 数据集的每个 case 的 300 个专家标志点的目标配准误差的大部分值在平均值附近。图 3 - 6 中(b)表示 DIR - lab 数据集的 10 个 case 在最大呼出相位的 3000 个专家标志点的目标配准误差的箱线图，其中 10 个 case 的目标配准误差的异常值的个数为 76，在最大呼

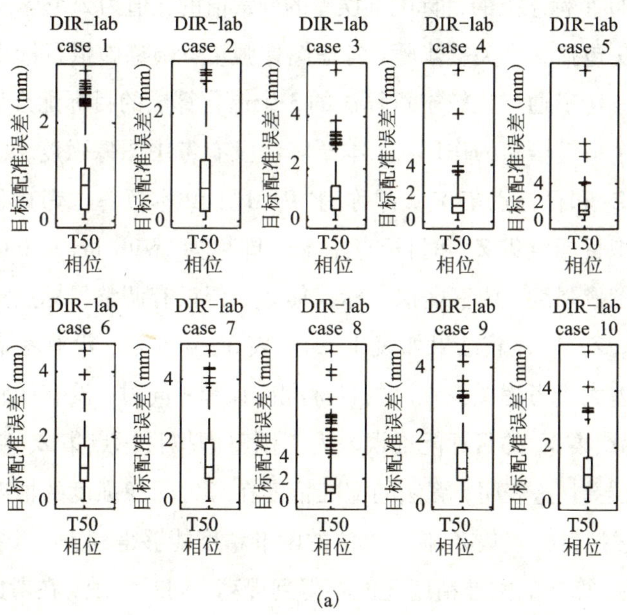

(a)

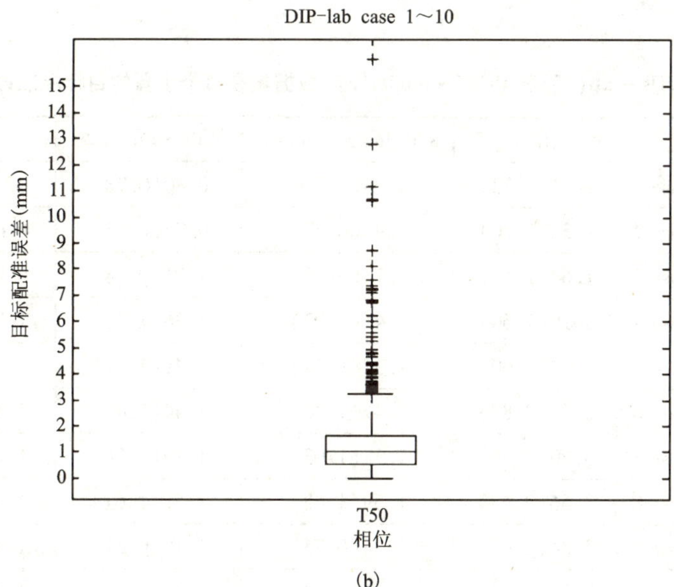

(b)

图 3-6　DIR-lab 数据集在最大呼出相位的 3000 个专家标志点的结果

(a)单个 case 在最大呼出相位的目标配准误差；(b)10 个 case 在最大呼出相位总的目标配准误差

出相位的 3000 个标志点的目标配准误差的异常值的比值为 2.53%。

本章算法包括 3 个关键步骤：考虑图像强度，调整虚拟目标点集 $\boldsymbol{Z}_s$，调整目标点集 $\boldsymbol{V}_s$。这里通过比较本章算法的 3 个退化算法的目标配准误差来评价本章算法的 3 个关键步骤的作用：①本章算法没有考虑图像强度，也没有调整虚拟目标点集 $\boldsymbol{Z}_s$ 和目标点集 $\boldsymbol{V}_s$，即称为“RPM”；②本章算法考虑图像强度，但没有调整虚拟目标点集 $\boldsymbol{Z}_s$ 和目标点集 $\boldsymbol{V}_s$，即称为“With image intensity”；③本章算法考虑图像强度，调整虚拟目标点集 $\boldsymbol{Z}_s$，但没有调整目标点集 $\boldsymbol{V}_s$，即称为“With shifting $\boldsymbol{Z}_s$”。比较结果如表 3 - 3 和表 3 - 4 所示，没有考虑图像强度的目标配准误差大于考虑图像强度的目标配准误差；同时，没有调整虚拟目标点集 $\boldsymbol{Z}_s$ 和目标点集 $\boldsymbol{V}_s$ 的目标配准误差大于调整虚拟目标点集 $\boldsymbol{Z}_s$ 和目标点集 $\boldsymbol{V}_s$ 的目标配准误差。这表明，算法的配准精度在考虑图像强度的情况下能够得到提高；调整虚拟目标点集 $\boldsymbol{Z}_s$ 后，算法的配准精度能够得到进一步提高；调整目标点集 $\boldsymbol{V}_s$ 后，算法的配准精度还能够得到提高。同时发现，在考虑图像强度的情况下，本章算法的迭代次数明显减少。

表 3 - 3 DIR - lab(75) 和 POPI - model(37) 数据集在每个步骤的目标配准误差(mm)

数据集	RPM	With image intensity	With shifting $\boldsymbol{Z}_s$	本章算法
DIR - lab case 1	1.51(1.32)	0.98(0.73)	0.80(0.78)	0.74(0.82)
DIR - lab case 2	1.52(1.26)	0.97(0.67)	0.76(0.65)	0.64(0.68)
DIR - lab case 3	1.63(1.15)	1.13(0.71)	1.01(0.78)	0.90(0.78)
DIR - lab case 4	2.19(1.60)	1.41(1.02)	1.36(1.11)	1.20(1.08)
DIR - lab case 5	1.94(1.60)	1.37(1.17)	1.41(1.27)	1.24(1.23)
DIR - lab case 6	2.96(2.87)	1.47(1.38)	1.44(1.42)	1.34(1.47)
DIR - lab case 7	3.20(3.26)	1.34(1.03)	1.29(1.06)	1.23(1.10)
DIR - lab case 8	3.56(3.93)	1.59(1.68)	1.52(1.61)	1.45(1.57)
DIR - lab case 9	2.34(1.65)	1.24(0.75)	1.19(0.81)	1.19(0.82)
DIR - lab case 10	2.81(2.34)	1.42(1.15)	1.37(1.30)	1.25(1.17)
POPI - model	1.90(1.32)	1.12(0.67)	1.06(0.77)	1.00(0.74)
平均值	2.33(2.32)	1.28(1.07)	1.20(1.12)	1.11(1.11)

表 3 - 4　DIR - lab 数据集的 300 个专家标志点在每个步骤的目标配准误差(mm)

Case	RPM	With image intensity	With shifting $\mathbf{Z}_s$	本章算法
1	1.61(1.24)	1.04(0.70)	0.88(0.67)	0.81(0.72)
2	1.58(1.20)	1.03(0.65)	0.88(0.64)	0.77(0.69)
3	1.71(1.34)	1.18(0.74)	1.14(0.74)	1.00(0.79)
4	2.01(1.31)	1.50(1.02)	1.40(1.04)	1.29(1.02)
5	2.32(1.95)	1.57(1.29)	1.56(1.41)	1.38(1.33)
6	3.63(3.35)	1.31(0.78)	1.31(0.78)	1.24(0.78)
7	5.18(4.84)	1.43(0.98)	1.44(0.90)	1.42(0.89)
8	6.05(5.75)	1.76(1.96)	1.82(1.82)	1.75(1.75)
9	2.39(1.47)	1.36(0.72)	1.33(0.74)	1.29(0.75)
10	2.49(1.82)	1.25(0.78)	1.28(0.91)	1.19(0.81)
平均值	2.90(3.25)	1.34(1.06)	1.30(1.06)	1.21(1.04)

为了评价本章算法估计的运动模型的轨迹平滑特性，本书给出了 DIR - lab 数据集的 case 2、case 3、case 5 的特征点估计轨迹，如图 3 - 7 所示。这里的特征点是笔者研究团队提取的，其个数分别为 535、478、463。特征点估计的轨迹是从相位 T00 到相位 T50，可以看出特征点的估计轨迹基本是平滑的。

图 3 - 8 中给出了 300 个专家标志点的误差矢量。误差矢量是从相位 T50 的专家标志点位置到本章算法在相位 T50 估计的目标点位置，可以看到大部分误差矢量的距离较小且均匀分布。其中，在 case 5 有 3 个误差矢量的距离较大，这可能是由于操作者对这 3 个标志点误标其位置造成的。

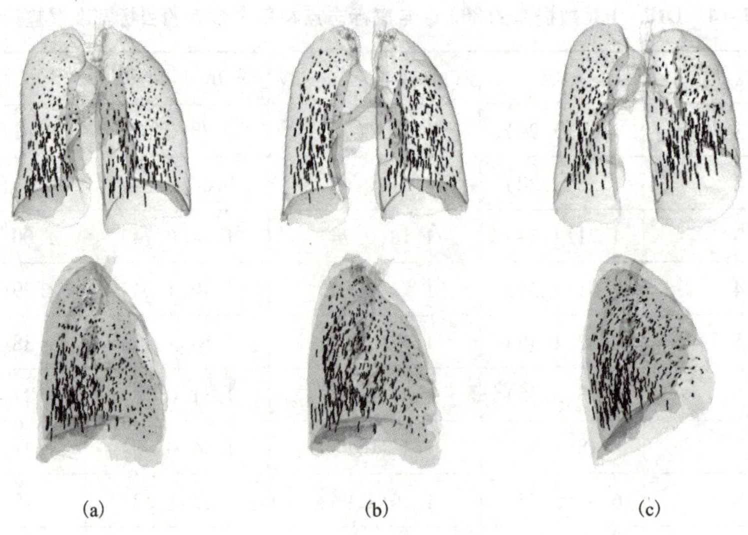

(a) (b) (c)

图 3－7 特征点的轨迹估计

(a) case 2; (b) case 3; (c) case 5。case 2、case 3、case 5 分别选择 535、478、463 个特征点来显示点的轨迹。特征点的轨迹估计是从相位 T00 到相位 T50

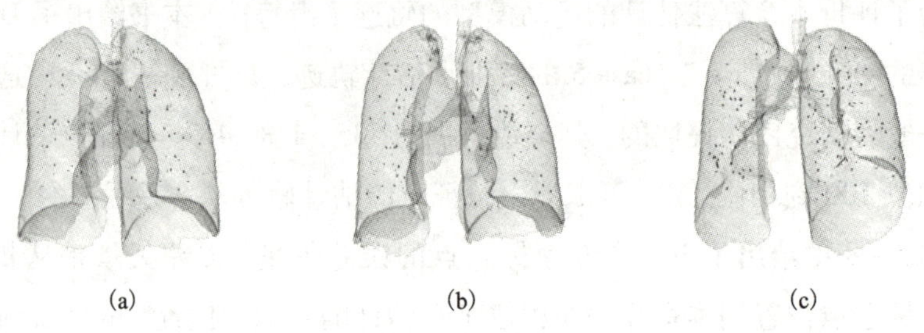

(a) (b) (c)

图 3－8 DIR－lab 数据集的 300 个专家标志点的目标配准误差

(a) case 2; (b) case 3; (c) case 5。每个误差矢量是从相位 T50 的专家标志点位置到本章算法在相位 T50 估计的目标点位置

配准前后图像强度值差异的大小是衡量图像配准精度的又一个评价指标。为了评价本章算法的空间配准精度，本章对比了 case 3 ~ case 5 的源图像、形变源图像分别和目标图像的强度差异。如图 3－9 所示，图中显示了配准前和配准后的肺冠状面的图像强度差异值。可以看出，配准后的形变源图像和目标图

像的强度差异非常小，特别是在肺实质的边界区域，这说明本章算法的配准精度是比较理想的。

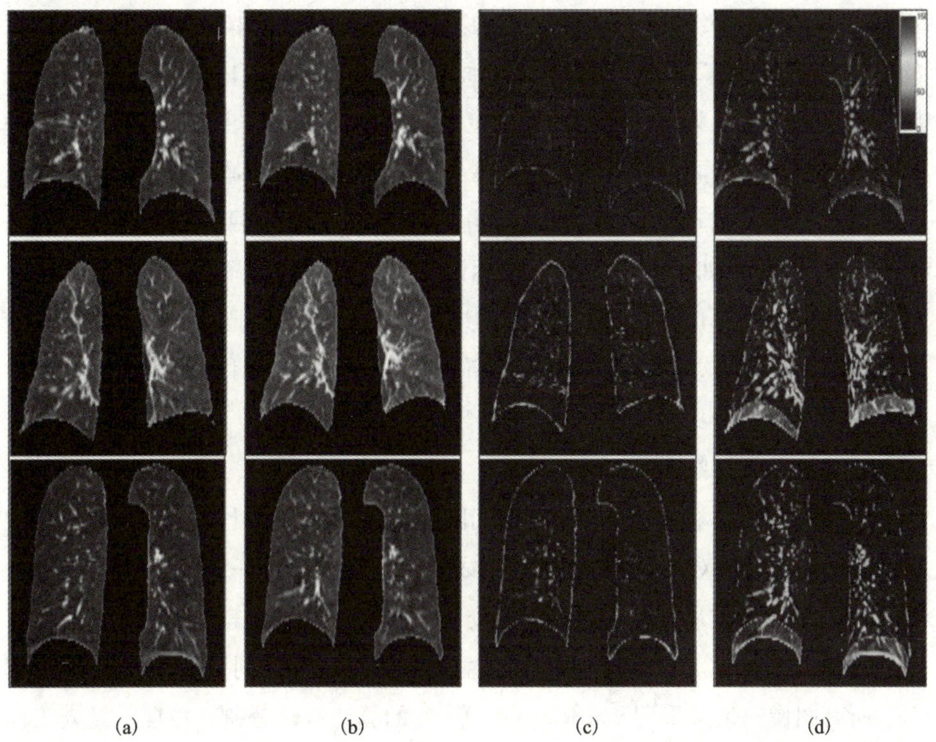

(a)　　(b)　　(c)　　(d)

图3-9　DIR-lab数据集的case 3、case 4、case 5冠状面的配准结果

(a)源图像；(b)目标图像；(c)形变源图像和目标图像的强度差异图；(d)源图像和目标图像的强度差异图。DIR-lab数据集的case 3、case 4、case 5冠状面的配准结果分别对应各小图中第1、2、3行

(2)在EMPIRE10数据集中对呼吸运动估计进行评价

为评价本章算法的性能，该算法参加了EMPIRE10挑战[131]。EMPIRE10数据集包含了30对肺CT图像，且在EMPIRE10挑战中，4个指标被用于评价算法的性能：肺边界对齐，肺裂纹对齐，人工标志点对的对齐及形变场的奇异点存在。

①肺边界对齐(Lung boundaries)。

肺边界的正确对齐是图像配准算法中最基本的要求之一。在CT的大部分区域，肺边界是较容易定义的，除了中间的纵隔区域。因此，在 EMPIRE10 挑战中肺边界对齐只考虑肺的周围区域，也就是肺实质和胸壁的接触部分。所有参与评价的肺图像是根据 van Rikxoort 等[141]提出的算法进行分割的，局部分割不理想的地方需要经过人工调整，肺边界是根据肺分割提取出的肺实质来确定的。点在距肺边界 2～20 mm 被标记；而在肺边界 2 mm 以内是禁止被标记的，因为这个区域被认为是肺分割的不确定区域。点在肺分割图像的边界里面和外面分别被标记为 v_{in} 和 v_{out}。对于每个挑战者提交的所有肺图像的形变场数据，计算目标图像上的每个目标点 P_{fixed}，并标记为 v_{in} 或 v_{out}，目标点在源图像上的映射位置为 P_{reg}。如果目标点 P_{fixed} 被标记为 v_{in}，而映射位置 P_{reg} 被标记为 v_{out}，这时会产生一个单位惩罚。类似地，如果目标点 P_{fixed} 被标记为 v_{out}，而映射位置 P_{reg} 被标记为 v_{in}，这时也会产生一个单位惩罚。肺边界的对齐分数为惩罚点占整个检测点的百分比。

②主要的肺裂纹对齐(Fissures)。

裂纹为板状结构，是肺叶之间的间隔物。裂纹表示肺叶之间重要的物理边界，肺之间的裂纹对齐是 EMPIRE10 挑战中的评价指标之一。为简化评价指标，特别是对于图像质量较差的数据，其较小的裂纹比较难观察，所以，这里只评价主要的裂纹配准。每个肺包含一条主要的裂纹，将肺划分为上部分和下部分。所有图像的裂纹采用 van Rikxoort 等[142]的算法自动分割，并且通过人工检测排除小的裂纹和任何错误的标记。点在距裂纹 2～20 mm 被标记；但点在裂纹 2 mm 以内禁止被标记，因为 2 mm 内的点被认为在分割允许的小误差范围内。标志点不是直接在裂纹体素的上面或者是下面将被排除，这样做的目的是为了避免标记区域环绕在裂纹板的边界四周。对于每一个标志点 P，都要确定一个在裂纹分割上的最近点 P_{fiss}。通过比较点 P 和 P_{fiss} 的轴向分量的坐标来区分点是在裂纹上面还是下面。v_{above} 和 v_{below} 被分别用来标记点在裂纹上面和下面，目标点在源图像上的映射位置为 P_{reg}。如果 P_{fixed} 标记为 v_{above}，而 P_{reg} 标记为 v_{below}，那么这时会产生一个单位惩罚。类似，P_{fixed} 标记为 v_{below}，而 P_{reg} 标记为 v_{above}，这时也会产生一个单位惩罚。肺的主要裂纹对齐分数为惩罚点占整个检测点的百分比。

③标志点对的对齐(Landmarks)。

标志点对齐是一种常用的评价配准算法的方式。标志点一般为专家标记的点，其特点是容易观察且在纵隔区。在 EMPIRE10 挑战中有 100 个标志点均匀分布在目标图像。点 P_{fixed} 在目标图像中，其在源图像的对应点为 P_{moving}，点的位置确定和匹配描述是通过 Murphy 等[143]的算法实现的。假设每对肺 CT 图像的形变场给定，在目标图像确定的目标点为 P_{fixed}，其在源图像的映射位置为 P_{reg}，标志点对的对齐好坏通过计算点 P_{reg} 和参考标志点 P_{moving} 之间的欧氏距离得出。当 P_{moving} 有几个可选项时，则选择离点 P_{reg} 最近的一个点做为参考标志点。点对的对齐分数为所有 P_{reg} 和其对应的参考标志点 P_{moving} 之间的平均欧氏距离。

④形变场的奇异性(Singularities)。

形变场的奇异性评价是分析配准形变的物理可行性。有一些配准算法可能在对齐显著的特征结构时效果很好，但可能会出现一些物理上不可能的形变。特别地，本书假设形变函数是双射的。例如，目标图像上的点和源图像上的点是一一对应的，假如其生成的形变场不是双射的，这里就认为它为奇异形变场，也就是在形变场中可能发生了折叠和撕裂，即拓扑不保持。对于给定的形变场，可以得到每个网格点的雅可比行列式值 J_f。在整个肺体中计算所有点的 J_f，如果某个点的 $J_f \leqslant 0$，就认为形变场在该位置为奇异，这时就会产生一个单位惩罚。形变场的奇异性分数为惩罚点占整个检测点的百分比。

本章算法在 EMPIRE10 挑战中分 3 个步骤完成。

①源点集 $\boldsymbol{U}_p$ 从源肺实质 I_{p0} 提取，目标点集 $\boldsymbol{V}_p$ 从目标肺实质 I_{ps} 提取，变换函数 f_p 由源点集 $\boldsymbol{U}_p$ 和目标点集 $\boldsymbol{V}_p$ 通过本章前面提出的鲁棒性点集匹配算法得到，从而可以得到映射点集 $f_p(\boldsymbol{U}_p)$。

②源点集 $\boldsymbol{U}_b$ 从源肺模板 I_{m0} 的边界提取，目标点集 $\boldsymbol{V}_b$ 从目标肺模板 I_{ms} 的边界提取，变换函数 f_b 由源点集 $\boldsymbol{U}_b$ 和目标点集 $\boldsymbol{V}_b$ 通过鲁棒性点集匹配算法[104]得到，从而可以得到映射点集 $f_b(\boldsymbol{U}_b)$。

③变换函数 f 由点集 $\boldsymbol{U}=\{\boldsymbol{U}_p, \boldsymbol{U}_b\}$ 和 $\boldsymbol{V}=\{f_p(\boldsymbol{U}_p), f_b(\boldsymbol{U}_b)\}$ 通过 TPS 算法实现[165]。

当源图像和目标图像的强度差异较小时(肺 CT 图像对 2~6，9，12~13，15~17，19，23~27，29~30)，上面的步骤②和③可以省略。

本章算法在参加 EMPIRE10 挑战后的 4 个指标结果显示在表 3－5，更详细的评价和排名过程可以通过 EMPIRE10 网页找到（http：//empire10. isi. uu. nl）。

表 3－5　EMPIRE10 数据集的评价

	分数			排名		
	最小值	最大值	平均值	最小值	最大值	平均值
Lung boundaries	0	0. 316922	0. 05564	5	34	25. 5
Fissures	0	1. 21279	0. 183393	4. 5	25	14. 5
Landmarks	0. 0765326	4. 10074	1. 20328	2	28	17. 6
Singularities	0	0. 510958	0. 0905024	14	36	21. 8667

3. 6. 2　肺滑动运动估计

呼吸时由于受到胸壁的影响在胸膜处产生了肺的滑动运动，胸膜腔在肺的周围并允许胸膜能够轻松地与其他接触器官发生滑动[129]。为准确估计肺的运动效果，有必要对肺边界的不连续性肺运动进行估计，下面将讨论本章算法对肺滑动运动估计的效果。

胸壁的肋骨和脊椎骨的运动与肺实质的运动不一样，为描述两种运动的不同，肋骨和脊椎骨的配准参数与肺实质的参数不一样，因此胸壁的肋骨和脊椎骨的配准与肺实质的配准分别进行。考虑肺滑动时的配准算法可以分三步进行。①从胸腔中提取肺实质，然后进行配准，先从肺实质 I_0 中提取源点集 $\boldsymbol{U}$，从肺实质 I_s 中提取目标点集 $\boldsymbol{V}_s$，通过本章的动态点集匹配算法获得点集 $\boldsymbol{U}$ 和 $\boldsymbol{V}_s$ 的变换函数 $f_s(s=1, \cdots, Q)$，从而可以得到肺实质的形变场 $defX_s$、$defY_s$、$defZ_s$。②对肺实质周围的肋骨和脊椎骨进行配准，从肋骨和脊椎骨 I_{r0} 中提取源点集 $\boldsymbol{U}_r$，从肋骨和脊椎骨 I_{rs} 中提取目标点集 $\boldsymbol{V}_{rs}$。由于胸壁的形变主要是仿射变换，同时其图像内容区分度不大，因此不适合用动态点集匹配算法进行配准。这里采用鲁棒性点集匹配算法[104]估计点集 $\boldsymbol{U}_r$ 和 $\boldsymbol{V}_{rs}$ 的变换函数 f_{rs}，从而可以得到肋骨和脊椎骨的形变场 $defX_{rs}$、$defY_{rs}$、$defZ_{rs}$。③整个肺的形变场 $defX_{as}$、$defY_{as}$、$defZ_{as}$分别由形变场 $defX_{s}$ 和 $defX_{rs}$、$defY_{s}$ 和 $defY_{rs}$、$defZ_{s}$ 和 $defZ_{rs}$ 的线性插值得到。

为了验证本章算法在没有考虑肺滑动和考虑肺滑动时的性能区别，本书采用 DIR－lab 数据集的 case 2 来验证本章算法在这两种情况时的性能，如图 3－10所示。(c)表示在没有考虑肺滑动时的配准结果，容易观察到形变网格在肺的边界处没有反映肺的不连续运动；(d)显示了考虑肺滑动运动时的配准结果。形变网格在肺边界处拉伸剧烈，反映了肺在边界处的不连续运动，说明考虑肺滑动时，本章算法能够对肺的滑动运动进行有效估计。(e)表示在没有考虑肺滑动时生成的形变图像，用圆圈标记的血管位置在右边的肋骨上方；而(b)目标图像用圆圈标记的血管位置在右边的肋骨中间。可以发现(e)和(b)的肺实质与肋骨的相对位置不一样，即在没有考虑肺滑动时生成的形变图像虽

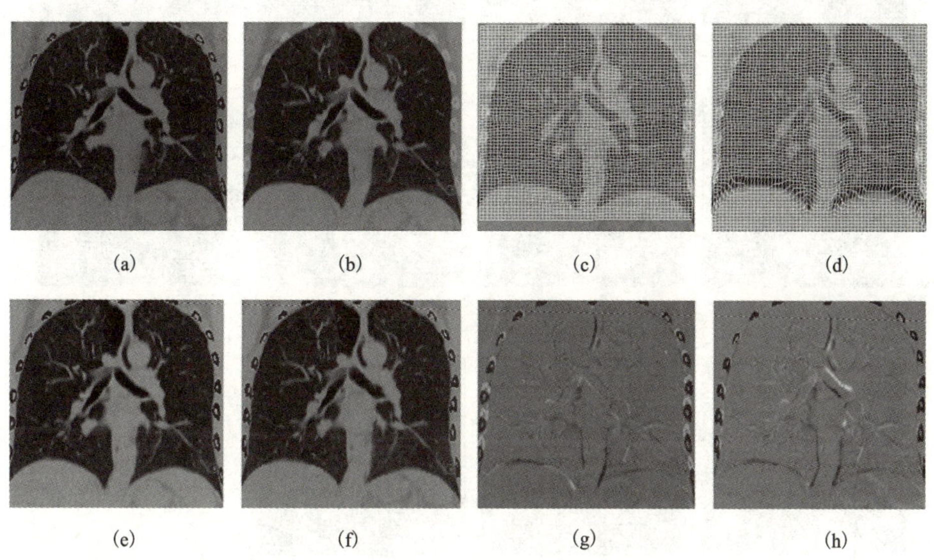

图 3－10　DIR－lab 数据集的 case 2 的最大呼入和最大呼出相位在不考虑肺滑动和考虑肺滑动时的配准结果

(a)源图像；(b)目标图像；(c)和(d)表示在不考虑肺滑动和考虑肺滑动时的形变网格；(e)和(f)表示在不考虑肺滑动和考虑肺滑动时的形变图像；(g)和(h)表示形变图像和目标图像在不考虑肺滑动和考虑肺滑动时的肋骨相对位置

然肺实质的配准效果较好，但肺边界(如胸壁的肋骨等)的配准精度得不到保证。(f)表示在考虑肺滑动时生成的形变图像，用圆圈标记的血管位置正好在右边的肋骨中间位置；而(b)目标图像用圆圈标记的血管位置也正好在右边肋骨的中间位置，即在考虑肺滑动时生成的形变图像不但肺实质的配准效果较好，且肺边界的配准精度也能够得到保证。

图 3－11 表示 DIR－lab 和 POPI－model 数据集在考虑肺滑动时的形变网格，所有 case 的网格在肺边界处形变拉伸明显，这说明本章算法在考虑肺滑动时能有效估计在肺边界处的不连续肺运动。

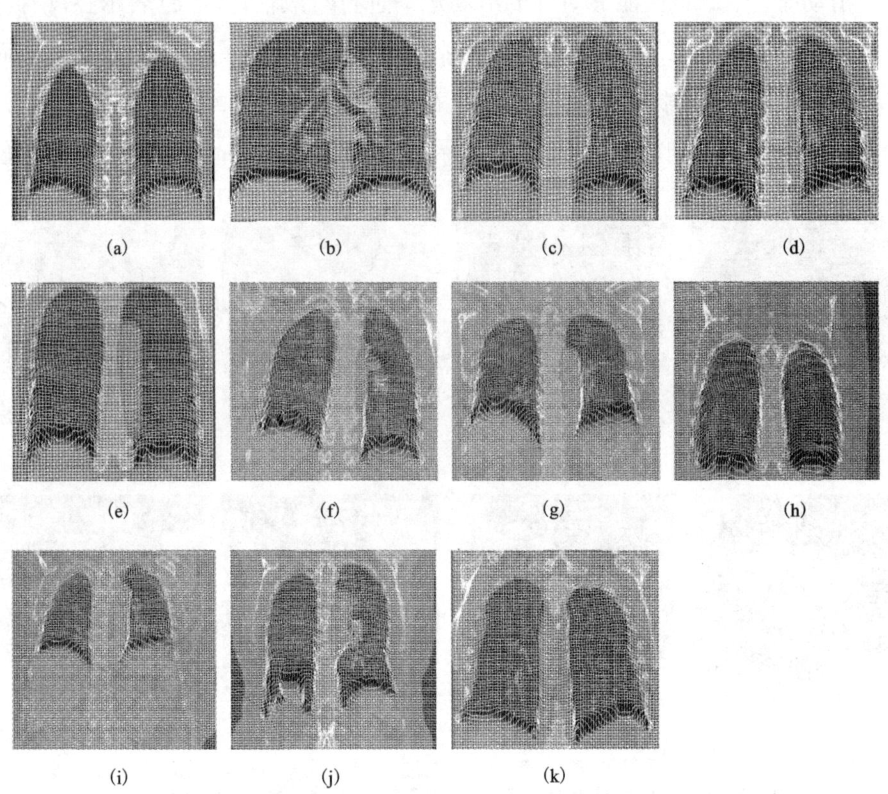

图 3－11　采用滑动运动模型进行配准得到的 DIR－lab 和 POPI－model 数据集的最大呼入和最大呼出相位冠状面的形变网格

(a)case 1；(b)case 2；(c)case 3；(d)case 4；(e)case 5；(f)case 6；(g)case 7；(h)case 8；(i)case 9；(j)case 10；(k)POPI－model

表 3-6 表示在考虑肺滑动和不考虑肺滑动时的目标配准误差的平均值和标准偏差。从表 3-6 可以观察到考虑肺滑动时的配准精度比不考虑肺滑动的配准精度稍微降低。这个结果表明本章算法能够有效反映肺滑动时的运动特点，并且其肺实质运动估计的精度基本不受到影响。

表 3-6 DIR-lab 和 POPI-model 数据集在考虑肺滑动时的目标配准误差(mm)

数据集	75/37 个专家标志点		300 个专家标志点	
	不考虑肺滑动	考虑肺滑动	不考虑肺滑动	考虑肺滑动
DIR-lab case 1	0.74(0.82)	0.74(0.82)	0.81(0.72)	0.80(0.69)
DIR-lab case 2	0.64(0.68)	0.64(0.67)	0.77(0.69)	0.77(0.67)
DIR-lab case 3	0.90(0.78)	1.06(1.00)	1.00(0.79)	1.19(0.91)
DIR-lab case 4	1.20(1.08)	1.34(1.53)	1.29(1.02)	1.61(1.57)
DIR-lab case 5	1.24(1.23)	1.32(1.30)	1.38(1.33)	1.44(1.33)
DIR-lab case 6	1.34(1.47)	1.36(1.45)	1.24(0.78)	1.37(0.94)
DIR-lab case 7	1.23(1.10)	1.30(1.16)	1.42(0.89)	1.58(1.20)
DIR-lab case 8	1.45(1.57)	1.49(1.60)	1.75(1.75)	1.87(1.86)
DIR-lab case 9	1.19(0.82)	1.26(0.85)	1.29(0.75)	1.56(0.99)
DIR-lab case 10	1.25(1.17)	1.29(1.14)	1.19(0.81)	1.30(0.99)
POPI-model	1.00(0.74)	1.10(0.74)	—	—
平均值	1.11(1.11)	1.17(1.19)	—	—

为分析肺的非连续运动，本章对肺滑动运动进行了量化分析。本章采用 Amelon 等[144]提出的滑动运动度量算法来量化肺的滑动运动，该算法通过计算形变场的最大剪切拉伸 γ_{max} 来量化肺的滑动运动[145]。形变场的最大剪切拉伸定义为 $\gamma_{max} = (\lambda_{max} - \lambda_{min})/2$，其中 λ_{max} 和 λ_{min} 分别为最大和最小的形变场梯度的特征值，当 γ_{max} 值较大时，滑动运动较剧烈，且剪切拉伸明显。因此，本章通过计算 DIR-lab 和 POPI-model 数据集在考虑肺滑动时的形变场的最大剪切

拉伸 γ_{max}来度量肺的滑动运动效果，并选择形变场的最大剪切拉伸 $\gamma_{max}=1$ 作为显示标准。$\gamma_{max}=5.7666$ 是 DIR－lab 和 POPI－model 数据集的所有 case 中的最大值，如图 3－12 所示。可以看到，在肺边界的 γ_{max}确实比其他区域的值大。这个结果表明，本章算法在考虑肺滑动时能够保持在肺边界的滑动运动，同时也能反映肺实质的呼吸运动特点。

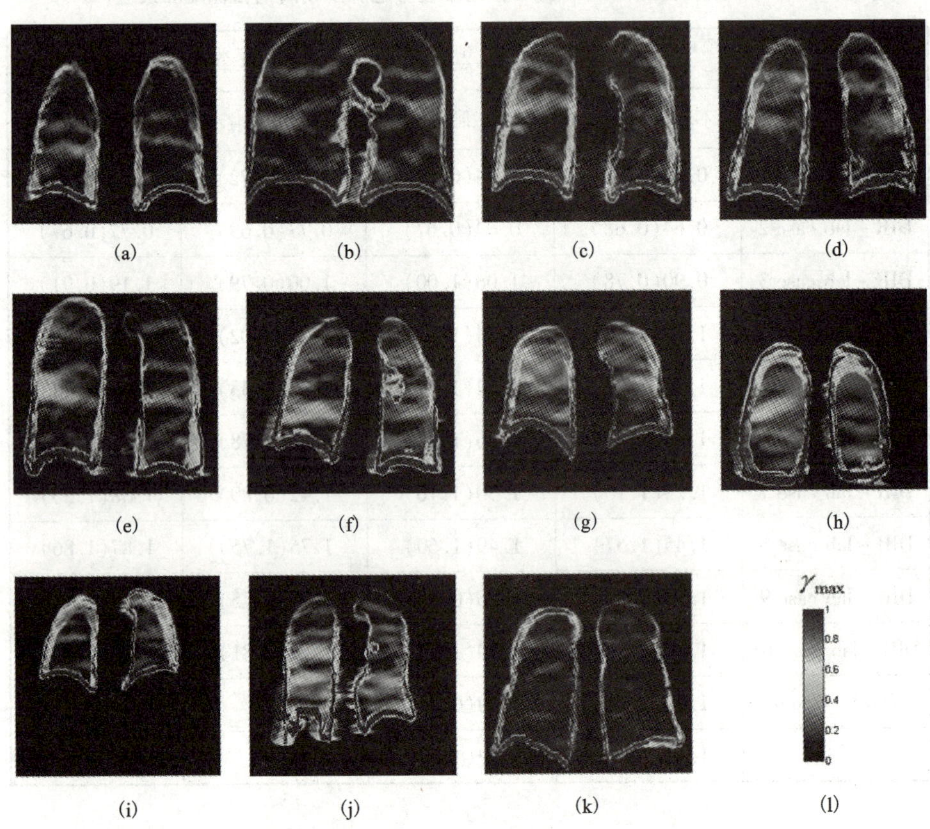

图 3－12　DIR－lab 和 POPI－model 数据集的滑动运动的量化，在图中显示了最大剪切拉伸 γ_{max}的冠状面

(a) case 1；(b) case 2；(c) case 3；(d) case 4；(e) case 5；(f) case 6；(g) case 7；(h) case 8；(i) case 9；(j) case 10；(k) POPI－model；(l) 颜色条

3.6.3　运行时间

本章算法执行的软件环境为 MATLAB 2011a，计算机配置为 3.2 GHz 四核的 CPU，10 GB 内存。在源点集和目标点集的相关系数的计算预处理完成后，本章算法在没有滑动条件下实现 DIR – lab 数据集的每个 case 的 6 个相位的平均执行时间大约为 1.5 h。Metz[48] 和 Wu[27] 等的执行时间分别为 2.4 ~2.5 h 和 2.3 ~2.4 h，这说明本章算法的计算效率是可以被接受的。

3.7　本章小结

本章提出了一种基于动态点集匹配的肺运动估计算法，该算法通过点集形状关系和特征点周围局部图像信息的相关系数，建立了一个模糊点对应矩阵，从而构建了虚拟目标点与源点集之间的对应关系。在虚拟目标点附近根据与源点图像内容的对应关系，对虚拟目标点进行调整，随后建立了一个有约束的最小二乘模型反向求解目标点集。书中详细讨论了这种反向求解目标点集的可行性，并提出了一种有约束最小二乘模型的近似求解算法，该算法可以有效减少求解时间，提高点集调整的效率。本章从专家标志点的目标配准误差、估计的特征点轨迹的平滑性、配准后的形变图像与目标图像的强度值差异等角度对肺运动估计算法进行空间精度评价。实验结果表明，本章算法的目标配准误差的平均值接近 1 mm，低于其他参与比较的算法；其估计的点轨迹具有较好的平滑性。为更客观地评价本章算法，本算法参加了 EMPIRE10 的挑战，得到的各项性能指标结果都较好。另一方面，为评价本章算法在肺边界配准的有效性，本章对肺滑动运动进行了估计，实验结果表明本章算法估计的肺滑动运动可以反映肺实质边缘的非连续运动特点。

第 4 章　基于点集匹配和时空追踪的肺运动估计算法

4.1　引言

在进行肺运动估计时，常有些疾病会引起肺部的剧烈运动，如慢性阻塞性肺疾病(chromic obstructive pulmonary disease，COPD)，这种剧烈的运动使特征点在不同相位间的位置变化较大，而独立时间点的匹配算法缺乏对四维图像时间相关性的考虑，容易造成运动轨迹的震荡，因此，本章的一个重要工作就是引入时间维相关信息对特征点进行 L1 正则化约束的轨迹拟合，从而估计出更稳定的特征点运动轨迹。特征点的轨迹拟合主要包括以下优点：(1)轨迹拟合后的特征点位置可以作为搜索的初始位置，这样在点追踪时就更容易找到最佳对应点，从而提高图像配准的精度；(2)轨迹拟合有利于提高形变函数的平滑性，增强图像形变的合理性。

另一方面，为了提高图像配准精度，本书需要在不同相位的肺图像中对特征点进行跟踪。本章在轨迹拟合的基础上，利用 mean - shift 算法对特征点位置进行追踪[84、146]，从而使对应特征点周围图像的结构特征更相似，特征点经过 mean - shift 追踪后再继续进行鲁棒性点集匹配。这样处理有两个优点：一方面，追踪后的对应特征点有利于提高点集匹配算法对点集中的离群点的识别能力；另一方面，追踪后的对应特征点有利于减少点集匹配的迭代次数，从而提高算法的配准精度和运行效率。针对以上提到的引入时间维信息和特征点位置需要调整的问题，本书提出了一种基于点集匹配和时空追踪的肺运动估计算法。

本书第 3 章的工作是把四维图像配准去耦合成多个独立的三维图像配准，而本章的工作是利用四维图像中的时间维信息来保证肺运动估计的合理性与其轨迹的平滑性。本章结合鲁棒性点集匹配算法和不同相位图像间的点追踪算法，来提高图像配准的精度。首先利用点集匹配算法来估计源相位点在其他相位的大致对应点位置，在此基础上，进行特征点轨迹拟合，减少特征点运动估计的动荡性，接着用空间 mean - shift 迭代算法进行点追踪，以提高点间对应关系的精度。本章采用 L1 范数正则化约束来估计点的轨迹，这可以使不同相位点的轨迹稳定，同时减少由鲁棒性点集匹配算法带来的不同相位点的空间位置误差。

4.2　算法概述

本章算法主要由 3 个步骤完成[147]：第一步，采用基于 SIFT 特征[79、148]的点集匹配算法对源相位图像和其他相位图像进行配准；第二步，将源相位图像的特征点映射到其他相位图像中，通过在时间维引入 L1 范数正则化约束来估计映射点轨迹，这样能够保证点的轨迹的稳定性和四维图像配准的时间一致性；第三步，对源图像的每个特征点采用空间 mean - shift 迭代算法[84]来追踪其在别的相位图像的对应点，而得到的追踪位置被用来重新执行鲁棒性点集匹配算法；直到追踪的更新特征点数目小于某个给定的阈值。

图 4 - 1 显示了本章算法的流程图，从图中可以看到本章算法实现的步骤。其中图像预处理包括相位图像的肺实质分割，血管增强，从源图像 I_0 提取源点集 $\boldsymbol{U}$ 和从目标图像 I_s 提取目标点集 $\boldsymbol{V}_s$。鲁棒性点集匹配算法用来估计点集 $\boldsymbol{U}$ 和 $\boldsymbol{V}_s$ 间的变换函数 $f_s(s=1,\ \cdots,\ Q)$ 在相位 s 的点集 $\boldsymbol{U}$ 的映射位置，可以通过 $\boldsymbol{U}_s=f_s(\boldsymbol{U})$ 得到。本章用 L1 范数进行轨迹拟合来估计映射位置 $\boldsymbol{U}_s$ 对应的拟合位置 $\boldsymbol{U}'_s$，并把该拟合位置 $\boldsymbol{U}'_s$ 作为点追踪的初始位置，采用空间 mean - shift 迭代算法来追踪 $\boldsymbol{U}$ 在其他相位的对应位置 $\boldsymbol{U}''_s$，并用相位 s 的追踪位置 $\boldsymbol{U}''_s$ 来更新点集 $\boldsymbol{V}_s$，随后重新执行鲁棒性点集匹配算法。本章定义算法执行的当前代的目

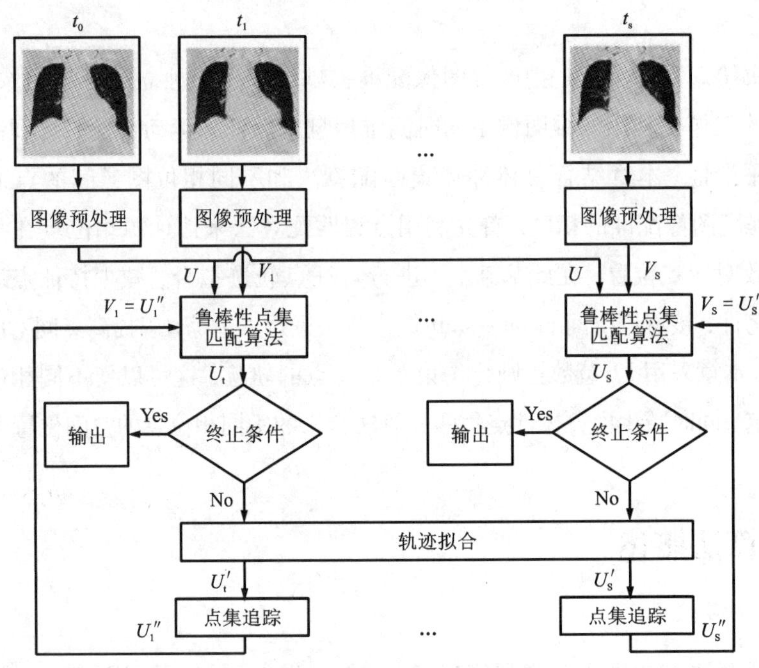

图 4-1　算法流程图

标点集为 $\boldsymbol{V}_s$，下一代的目标点集为 $\boldsymbol{V}_s'$，重复上面所有执行过程，直到 $\boldsymbol{V}_s$ 和 $\boldsymbol{V}_s'$ 之间的不同点的数目小于给定的阈值为止。

4.3　基于 SIFT 特征的点集匹配算法

根据本书第 3 章的特征点提取算法，相位图像 I_0 提取的源点集表示为 $\boldsymbol{U} = \{u_i, i=1, 2, \cdots, K\}$，相位图像 I_s 提取的目标点集表示为 $\boldsymbol{V}_s = \{v_{j,s}, j=1, 2, \cdots, N\}$，$K$ 和 N 分别表示源点集和目标点集的点的个数。本章算法的第一个目标是估计点集 $\boldsymbol{U}$ 和 $\boldsymbol{V}_s$ 间的变换函数 f_s。借鉴 Chui 等[104]提出的鲁棒性点集匹配算法思想来估计 $\boldsymbol{U}$ 和 $\boldsymbol{V}_s$ 间的变换函数，但该算法对两个点集间的匹配只考虑点间距离，因此笔者认为此算法只是一个形状匹配算法，而这可能会导致在图像配准中的误匹配。为提高两幅图像提取的点集间的对应精度，本章算法在 Chui 等提出的鲁棒性点集匹配算法的基础上引入点的 SIFT 特征来描述点的对应关系。

类似于 Chui 等的算法，模糊相关矩阵 $\boldsymbol{M}_s$ 用来描述点间对应关系。对于在图像 I_0 的每一个点 $u_i \in \boldsymbol{U}$ 和 I_s 的每一个点 $v_{j,s} \in \boldsymbol{V}_s$，特征点 u_i 和 $v_{j,s}$的邻域图的归一化 SIFT 特征 $\{\eta_k(u_i, I_0), k=1, \cdots, L\}$ 和 $\{\eta_k(v_{j,s}, I_s), k=1, \cdots, L\}$ 分别通过计算得到，L 表示 SIFT 特征长度。u_i 和 $v_{j,s}$间的模糊对应关系定义如下：

$$m_{ij}^{s} = \frac{1}{\tau}\exp\left[-\frac{\beta \| f_s(u_i) - v_{j,s} \|_2^2 + (1-\beta)Bh(u_i, v_{j,s})}{2\tau}\right],$$
$$Bh(u_i, v_{j,s}) = 1 - \sum_{k=1}^{L} \sqrt{\eta_k(u_i, I_0)\eta_k(v_{j,s}, I_s)} \tag{4-1}$$

τ 表示逐步减小的参数。点间对应关系主要依靠以下两个要素：①式(4-1)的第一项 $\| f_s(u_i) - v_{j,s} \|_2^2$ 表示目标点 $v_{j,s}$和源点的映射位置$f_s(u_i)$间的欧氏距离；②式(4-1)的第二项 $Bh(u_i, v_{j,s})$表示点 u_i 和 $v_{j,s}$间的 SIFT 特征的相似性。$Bh(u_i, v_{j,s})$表示 u_i 和 $v_{j,s}$的 SIFT 特征间的 Bhattacharyya 系数，表示分别以点 u_i 和 $v_{j,s}$为中心的局部图像区域的相似性，β 表示第一项和第二项的权重系数。点 $v_{j,s}$和映射点$f_s(u_i)$的距离越近，且以点 u_i 和 $v_{j,s}$为中心局部图像区域越相似，则点 u_i 和 $v_{j,s}$间的对应值 m_{ij}^{s}越大。当算法收敛以后，矩阵 $\boldsymbol{M}_s$ 的每个元素的值确定了两个点集间的一一对应点关系。

本章算法模型采用基于 TPS 的变换函数，其方向为 $\boldsymbol{U}$ 映射到 $\boldsymbol{V}_s$。使 $u = [x, y, z]^{\mathrm{T}} \in \boldsymbol{R}^3$；TPS 函数$f_s(u)$可以表示为：

$$f_s(u) = \boldsymbol{a}_1 + \boldsymbol{a}_x x + \boldsymbol{a}_y y + \boldsymbol{a}_z z + \sum_{j=1}^{K} \boldsymbol{\omega}_j \varphi(r_j) \tag{4-2}$$

$\boldsymbol{a}_1$、$\boldsymbol{a}_x$、$\boldsymbol{a}_y$ 和$\boldsymbol{a}_z$ 为行矢量，包括 3 个元素，$\boldsymbol{a} = [\boldsymbol{a}_1, \boldsymbol{a}_x, \boldsymbol{a}_y, \boldsymbol{a}_z]^T$ 是一个 4 ×3 的仿射参数矩阵；$\boldsymbol{\omega}_j (j=1, \cdots, K)$是一个行矢量，包含 3 个元素，$\boldsymbol{W} = [\boldsymbol{\omega}_1, \cdots, \boldsymbol{\omega}_K]^T$ 是一个 $K \times 3$ 弹性参数矩阵。径向基函数 $\varphi(r_j) = |r_j|$，同时 $r_j = \| u - u_j \|_2$，$u_j \in \boldsymbol{U}$。

根据文献[104]定义代价函数，如下式：

$$E(\boldsymbol{M}_{\mathrm{s}}, \boldsymbol{a}, \boldsymbol{W}) = \sum_{j=1}^{N}\sum_{i=1}^{K} m_{ij}^{\mathrm{s}} \| v_{j,\mathrm{s}} - f_{\mathrm{s}}(u_i; \boldsymbol{a}, \boldsymbol{W}) \|_2^2 + \lambda_1 trace(\boldsymbol{W}^{\mathrm{T}}\boldsymbol{\Phi}\boldsymbol{W}) + \tau \sum_{j=1}^{N}\sum_{i=1}^{K} m_{ij}^{\mathrm{s}} \lg m_{ij}^{\mathrm{s}} - \zeta \sum_{j=1}^{N}\sum_{i=1}^{K} m_{ij}^{\mathrm{s}} + \lambda_2 trace[(\boldsymbol{a}^{\mathrm{r}} - \boldsymbol{I}_{\mathrm{a}})^{T}(\boldsymbol{a}^{\mathrm{r}} - \boldsymbol{I}_{\mathrm{a}})] \tag{4-3}$$

$\| v_{j,\mathrm{s}} - f_{\mathrm{s}}(u_i; \boldsymbol{a}, \boldsymbol{W}) \|_2^2$ 表示点 $v_{j,\mathrm{s}}$ 和映射点 $f_{\mathrm{s}}(u_i; \boldsymbol{a}, \boldsymbol{W})$ 间的欧氏距离，f_{s} 为基于 TPS 的变换函数，$trace(\boldsymbol{W}^{\mathrm{T}}\boldsymbol{\Phi}\boldsymbol{W})$ 表示形变函数 f_{s} 的平滑项，其中 $\boldsymbol{\Phi}$ 矩阵表示如下式：

$$\boldsymbol{\Phi} = \begin{bmatrix} \varphi_{11} & \cdots & \varphi_{1K} \\ \vdots & \vdots & \vdots \\ \varphi_{K1} & \cdots & \varphi_{KK} \end{bmatrix} \tag{4-4}$$

$\varphi_{ij} = \| u_i - u_j \|_2$ 表示在三维空间的 TPS 径向基的核函数。式(4－3)的第三项和第四项表示模糊相关矩阵 m_{ij}^{s} 的值，应该接近 0 或 1，以此来表明点间的明确对应关系和保证不会有太多的特征点被确认为离群点。式(4－3)的最后一项表示形变函数的仿射变换部分应该尽量接近单位矩阵，$\boldsymbol{a}^{\mathrm{r}} = [\boldsymbol{a}_x, \boldsymbol{a}_y, \boldsymbol{a}_z]^{\mathrm{T}}$，$\boldsymbol{I}_{\mathrm{a}}$ 表示单位矩阵，λ_1 和 λ_2 表示权重参数。

在求解变换函数时，在 m_{ij}^{s} 给定时，式(4－3)可简化为下式：

$$E(\boldsymbol{a}, \boldsymbol{W}) = \sum_{j=1}^{N}\sum_{i=1}^{K} m_{ij}^{\mathrm{s}} \| v_{j,\mathrm{s}} - f_s(u_i; \boldsymbol{a}, \boldsymbol{W}) \|_2^2 + \lambda_1 trace(\boldsymbol{W}^{\mathrm{T}}\boldsymbol{\Phi}\boldsymbol{W}) + \lambda_2 trace[(\boldsymbol{a}^{\mathrm{r}} - \boldsymbol{I}_{\mathrm{a}})^{\mathrm{T}}(\boldsymbol{a}^{\mathrm{r}} - \boldsymbol{I}_{\mathrm{a}})] \tag{4-5}$$

在点集匹配过程中，EM 用于迭代求解 $\boldsymbol{M}_{\mathrm{s}}$ 和 f_{s}，分两步进行：①在步骤 E 中，通过式(4－1)计算对应矩阵 $\boldsymbol{M}_{\mathrm{s}}$，来确定点间对应关系，且形变函数 f_{s} 的初始值是一个恒等变换 $f_{\mathrm{s}}(u) = u$；②在步骤 M 中，通过式(4－5)来估计形变函数 f_{s}。

4.4　基于 L1 范数的正则化轨迹拟合

在源图像的点集和一个给定相位图像的点集间执行点集匹配算法以后，源图像的点通过变换函数 f_s 映射到其他相位图像的对应位置。然后，每个点在其他相位 $t_s(s=1, \cdots, Q)$ 的映射位置就确定下来。然而，点集的映射位置由于离群点的原因不可避免地会存在部分点的位置错误。所以，必须对映射点位置进行轨迹拟合，这样就可以得到一个鲁棒性和稳定性好的点轨迹。

由于肺的最大呼入和最大呼出相位的运动模型具有轨迹单调的属性，这意味着点位移应该和运动方向一致而不是来回摆动，轨迹单调能够使呼吸运动更平滑。本书通过讨论呼吸运动的特点来解释前面假设轨迹单调的合理性。文献[149]指出，肺运动很明显由上下运动组成，这是由肺下叶的隔膜运动造成的。在肺下叶的上下方向出现最大运动，而左右运动和前后运动在肺下叶明显比上下运动更小。呼吸运动的趋势从肺上叶到肺下叶逐渐增大。Eom 等[150]指出不管是在呼入还是呼出相位，肺体积的改变随着时间的变化是一个单调函数，这表明肺体积在呼入相位是增大的，在呼出相位是减小的；Castillo 等[24]认为平滑多项式能够描述真实的肺运动物理行为；Boldea 等[47]假设在自由呼吸时胸腔内部运动是平滑的。从以上文献可以得出，在呼入和呼出相位，假设肺运动为单调性是合理的。

本书通过采用 L1 范数正则化[151]非线性最小二乘来实现轨迹拟合，当存在由点集匹配算法造成的位置错误时，上述算法能够有效避免过拟合，因此本章引入 L1 范数正则化来拟合点的轨迹。Shirato 等[152]指出肺运动模型接近细支气管很少是线性的，而在本章算法中使用的特征点来自细支气管或其附近，所以这些点的轨迹为非线性。本章采用非线性表达式 $\boldsymbol{\vartheta}(t)=\{\vartheta_x(t), \vartheta_y(t), \vartheta_z(t)\}$ 来表示每一维的拟合函数 $\vartheta_c(t)$，$c \in \{x, y, z\}$，如下式：

$$\vartheta_c(t) = a_1 + a_t t + \sum_{s=0}^{Q} \gamma_s \psi\left(\frac{r_s}{d}\right) \tag{4-6}$$

其中，$\gamma_s(s=0, \cdots, Q)$、a_1 和 a_t 为拟合参数，$\psi(r_s/d)$ 表示紧支撑径向基

函数，d 表示支撑集大小，$r_s = \| t - t_s \|_2$。本章采用 Wendland 函数[153]作为径向基函数，当 $0 \leqslant r \leqslant 1$ 时，$\psi(r) = (1-r)_+^4(4r+1)$；当 r 为其他值时，$\psi(r) = 0$，支撑集大小 d 用来控制时间点的影响。

在式(4–6)中，参数 a_1 和 a_t 为时间 t 的线性映射系数。a_1 为平移系数，a_t 为尺度系数。对于肺运动中的点轨迹，不同时刻的点的坐标位置比点的位移大很多，这意味着当采用点的坐标位置来求解式(4–6)的系数时，平移系数 a_1 将比式(4–6)的其他系数大很多。然而，轨迹中的其他系数相对于 a_1 来说改变应该是极小的，所以轨迹的大致轮廓可以用 a_1 表示，轨迹的细小改变可以用其他系数来表示。如果基于 L1 范数正则化的轨迹拟合采用所有相位的点坐标位置进行拟合，那么在式(4–6)中，拟合结果的参数 a_1 的影响比其他参数大很多。考虑到每个相位的点的位移明显小于其坐标位置，采用点的位移进行轨迹拟合比直接用坐标位置进行轨迹拟合要合理，这样可以使式(4–6)中的各系数造成的影响基本接近，得到的拟合参数解也更合理。

u_i 在所有相位的坐标位置可表示为 $u_{i,s}(s=0, 1, \cdots, Q)$，计算 $u_{i,s}$在所有相位的平均坐标位置，可以表示为$\overline{u_i}$。u_i 在所有相位的位移 $\boldsymbol{\varepsilon}_i$ 可表示为 $\boldsymbol{\varepsilon}_i = \{\boldsymbol{\varepsilon}_{i,s} = u_{i,s} - \overline{u_i}, s=0, 1, \cdots, Q\}$，在位移拟合后，拟合后的位移加上平均坐标位置就能获得拟合轨迹。

在数据拟合中，本书假设每个相位的位移 $\boldsymbol{\varepsilon}_i$ 的拟合结果和其对应相位点的位移 $\boldsymbol{\varepsilon}_i$ 尽可能接近。基于该假设，本书构建了一个线性系统来估计在 c 维的 $\boldsymbol{\vartheta}_c(t)$的参数：

$$\boldsymbol{\gamma}^* = \underset{\boldsymbol{\gamma}}{\operatorname{argmin}}\left\{\frac{1}{2}\| \boldsymbol{D\gamma} - \boldsymbol{\varepsilon}_i^c \|_2^2 + \boldsymbol{\lambda} \ \| \boldsymbol{\gamma} \|_1\right\} \tag{4–7}$$

其中，$\boldsymbol{\varepsilon}_i^c = \{\boldsymbol{\varepsilon}_{i,s}^c, s=0, 1, \cdots, Q\}$ 表示 $\boldsymbol{\varepsilon}_i$ 的第 c 部分，$\boldsymbol{\gamma} = [\boldsymbol{\gamma}_0, \cdots, \boldsymbol{\gamma}_Q, a_1, a_t]^T$ 表示拟合函数 $\boldsymbol{\vartheta}_c(t)$的参数，$\boldsymbol{D}$ 是一个$(Q+1) \times (Q+3)$的矩阵：

$$\boldsymbol{D} = \begin{bmatrix} \psi(r_{00}) & \cdots & \psi(r_{0Q}) & 1 & t_0 \\ \vdots & & & & \vdots \\ \psi(r_{Q0}) & \cdots & \psi(r_{QQ}) & 1 & t_Q \end{bmatrix} \tag{4–8}$$

其中，$t_s(s=0, \cdots, Q)$表示第 s 个时间点，r_{sj}表示时间点 t_s 和 t_j 之间的时

间间隔，$r_{sj}=\|t_s-t_j\|_2$。

模型(4－7)是一个非线性凸优化问题，本章采用基于梯度的快速迭代阈值收缩算法[154]求解模型(4－7)。所有相位的位移矢量 $\boldsymbol{\varepsilon}_i$ 的拟合结果表示为 $\hat{\boldsymbol{\varepsilon}}_i$，因此，所有相位的点 u_i 的拟合位置矢量能够表示为 $\hat{\boldsymbol{u}}_i=\hat{\boldsymbol{\varepsilon}}_i+\bar{u}_i$。模型(4－7)中采用了 L1 范数对轨迹拟合的参数 $\boldsymbol{\gamma}$ 进行约束，其目的在于利用 L1 范数的鲁棒性特点。我们知道，在点集匹配算法完成后，不可避免地会产生一些匹配误差较大的点，这些点会明显影响轨迹的稳定性，本章算法引入 L1 范数正则化，以期能够减小离群点对轨迹拟合的影响，使点轨迹稳定在一个线性函数的附近。

图 4－2 显示了 7 个相位的点的拟合轨迹和原始轨迹，图中(a)、(b)、(c)是所有相位的点的位移拟合轨迹，(d)、(e)、(f)是所有相位的点的坐标位置的拟合轨迹。星号表示不同相位的点的原始位置，圆圈表示点拟合后的位置。从图可以看出，点的位移的拟合轨迹比点的坐标位置的拟合轨迹更稳定。如前所述，在呼出相位肺运动是单调的，相邻相位的点的位移应该较小，而拟合轨

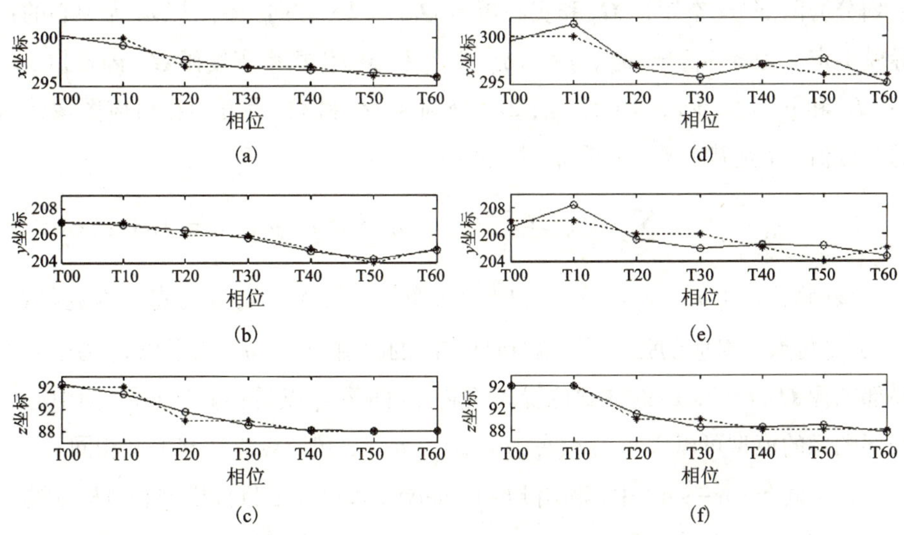

图 4－2　不同坐标方向的 7 个相位点的拟合轨迹

(a)、(b)、(c)分别为 x、y、z 坐标方向上所有相位点的位移拟合轨迹；(d)、(e)、(f)分别为 x、y、z 坐标方向上所有相位点的坐标位置拟合轨迹。星号连接成的曲线表示原始轨迹，圆圈连接成的曲线表示拟合轨迹。T00 表示最大呼入相位，T50 表示最大呼出相位

迹在(a)、(b)和(c)的位移就符合这一特点。

4.5　空间 mean－shift 点追踪

从两幅图像中分别提取的点集很难保证在图像内容上的对应关系，有必要对点的位置进行调整，以提高图像配准精度。本小节将采用空间 mean－shift 迭代算法[84、155]追踪源图像的点在其他呼吸相位的对应位置。mean－shift 迭代能够用于图像序列中的目标追踪[146]，而空间 mean－shift 迭代是 mean－shift 迭代的改进版本，它能使追踪的点的位置更准确。

对于源图像中点 $u_i \in \boldsymbol{U}$，本章算法的目标是追踪在相位 t_s 的对应点 $v_{i,s}$上。由于 mean－shift 迭代的初始位置不能离准确的对应点太远，本书设置拟合轨迹的位置$\hat{u}_{i,s}$作为 u_i 在相位 t_s 追踪的初始位置，令 $v_{i,s}$的候选点为$\hat{v}_{i,s}$，其初始位置为 $\hat{v}_{i,s}=\hat{u}_{i,s}$。在空间 mean－shift 算法中，将点的局部图像沿着某一个方向上划分为两部分(空矩形 $\boldsymbol{\Omega}_0$ 和实心矩形 $\boldsymbol{\Omega}_1$)。以 x 方向为例，以 u_i 为中心的目标模型定义为 $\hat{\boldsymbol{q}}(u_i)=\{q_{\chi 0}, q_{\chi 1}\}$，$q_{\chi 0}$和 $q_{\chi 1}$为归一化概率密度函数，$\boldsymbol{\chi}_0 \in \{1, 2, \cdots, B\}$和$\boldsymbol{\chi}_1 \in \{B+1, B+2, \cdots, 2B\}$分别为 $\boldsymbol{\Omega}_0$ 和 $\boldsymbol{\Omega}_1$ 直方图在对应图像体素的强度值，B 是其个数。$q_{\chi 0}$和 $q_{\chi 1}$定义如下：

$$\hat{q}_{\chi_t}(u_i)=\sum_{u_j^* \in \Omega_t} G\left(\left\|\frac{u_i-u_j^*}{h}\right\|_2\right)\delta[b(u_j^*)-\chi_t], \ t=0, 1 \qquad (4-9)$$

核函数 $G(\|u\|_2)=(3/4)(1-\|u\|_2^2)$，半径为 h，δ 为克罗内克函数，$b(u)$ 是将点 u 对应的强度值映射到直方图的映射函数，u_j^* 表示以 u_i 为中心的局部图像 $\boldsymbol{\Omega}_t(t=0, 1)$的体素位置。相应地，图像 I_s 以目标候选点$\hat{v}_{i,s}$为中心的局部图像的模型可以表示为 $\hat{\boldsymbol{p}}(\hat{v}_{i,s})=\{p_{\chi 0}, p_{\chi 1}\}$，其计算方法与上文相同。

在空间 mean－shift 中，利用 Bhattacharyya 系数度量目标模型和目标候选模型中的相似性。为了使 Bhattacharyya 系数最大，$\hat{v}_{i,s}$更新如下式：

$$\hat{v}_{i,s}^{\mathrm{new}}=\frac{\sum_{u_j \in \Omega_0} u_j \omega_j^0 g\left(\left\|\frac{\hat{v}_{i,s}-u_j}{h}\right\|_2^2\right)+\sum_{u_j \in \Omega_1} u_j \omega_j^1 g\left(\left\|\frac{\hat{v}_{i,s}-u_j}{h}\right\|_2^2\right)}{\sum_{u_j \in \Omega_0} \omega_j^0 g\left(\left\|\frac{\hat{v}_{i,s}-u_j}{h}\right\|_2^2\right)+\sum_{u_j \in \Omega_1} \omega_j^1 g\left(\left\|\frac{\hat{v}_{i,s}-u_j}{h}\right\|_2^2\right)} \qquad (4-10)$$

$$w_j^0 = \sum_{\chi_0} \delta[b(u_j) - \chi_0] \sqrt{\frac{\hat{q}_{\chi_0}(u_i)}{\hat{p}_{\chi_0}(\hat{v}_{i,s})}} \tag{4-11}$$

$$w_j^1 = \sum_{\chi_1} \delta[b(u_j) - \chi_1] \sqrt{\frac{\hat{q}_{\chi_1}(u_i)}{\hat{p}_{\chi_1}(\hat{v}_{i,s})}} \tag{4-12}$$

$$g(\| u \|_2) = -G'(\| u \|_2) \geqslant 0$$

在空间 mean - shift 中，分别利用 x、y、z 和斜线方向用来追踪点 u_i 在相位 t_s 的位置，追踪结果表示为$\{v_{i,s}^x, v_{i,s}^y, v_{i,s}^z, v_{i,s}^d\}$。本书选取在以 u_i 为中心的局部图像和以 $v \in \{v_{i,s}^x, v_{i,s}^y, v_{i,s}^z, v_{i,s}^d, \hat{v}_{i,s}\}$为中心的局部图像最小强度值均方差的位置作为最后跟踪结果。

图像中的所有点 $u_i \in \boldsymbol{U}$ 在相位 t_s 获得追踪位置以后，本书用 $\boldsymbol{U}_s''$表示相位 t_s 的 $\boldsymbol{U}$ 的追踪位置。下一步，使 $\boldsymbol{V}_s = \boldsymbol{U}_s''$，重复执行鲁棒性点集匹配、轨迹拟合和点追踪步骤，直到更新的点 $\boldsymbol{V}_s$ 的个数小于设定阈值为止。

4.6　实验结果分析

在本章算法中，设置参数 τ 的初始值为[0.001、0.0045]，其中小形变设置的 τ 值为0.001，大形变设置的 τ 值为0.0045，分别设置 λ_1 和 λ_2 的初始值为3和0.03，设置 τ、λ_1 和 λ_2 的衰减速率为0.93。

4.6.1　肺呼吸运动估计

(1)在 DIR - lab 和 POPI - model 数据集中对肺呼吸运动估计进行评价

本章采用目标配准误差作为配准精度的评价指标，在 DIR - lab 和 POPI - model 数据集中对不同配准算法进行评价，并由专家标志点的目标配准误差的平均值和标准偏差来度量算法的性能。

对本章算法和 B 样条的四维配准算法(B - Spline)[48]、基于轨迹模型的四维光流算法(Optical)[23]、基于马尔科夫随机场的形变配准算法(MRF)[123]、基于时空变换的四维肺呼吸运动模型算法(S - temporal，注：该算法在没有提高分辨的情况下)[27]、本书第 3 章的算法(DPS)[134]，以及基于随机平滑的随机优化图像配准算法(RS)[140]进行配准精度的比较。B－Spline、Optical、MRF 和 RS 是基于强度的图像配准算法，S－temporal 和 DPS 是基于特征点的图像配准算法，这些算法在四维肺运动估计中的效果都比较好。表 4－1 表示 75 个专家标志点在 DIR－lab 数据集和 37 个专家标志点在 POPI－model 数据集的目标配准误差的平均值(和标准偏差)。因为文献 Optical、MRF 和 RS 算法中没有提供 75 个专家标志点的目标配准误差，所以在这里只比较 B－Spline、S－temporal、DPS 和本章的算法。从表中可以看出本章算法的配准精度与 DPS 算法相当；相对于 B－Spline、S－temporal 算法，本章算法的大部分 case 可获得更低的平均目标配准误差，特别是对于 DIR－lab 数据集的 case 6 ~case 10。

表 4－1　DIR－lab(75)和 POPI－model(37)数据集的目标配准误差(mm)

数据集	初始值	B－Spline	S－temporal	DPS	本章算法
DIR－lab case 1	2.18(2.54)	0.95(0.66)	0.79(0.46)	0.74(0.82)	0.80(0.79)
DIR－lab case 2	3.78(3.69)	1.00(0.62)	0.86(0.52)	0.64(0.68)	0.75(0.69)
DIR－lab case 3	5.05(3.82)	1.14(0.61)	0.92(0.53)	0.90(0.78)	0.94(0.75)
DIR－lab case 4	6.69(4.72)	1.40(1.02)	1.07(0.75)	1.20(1.08)	1.26(1.03)
DIR－lab case 5	5.22(4.62)	1.50(1.31)	1.13(0.86)	1.24(1.23)	1.22(1.15)
DIR－lab case 6	7.42(6.56)	—	2.26(1.96)	1.34(1.47)	1.37(1.51)
DIR－lab case 7	6.66(6.46)	—	1.85(0.88)	1.23(1.10)	1.14(1.02)
DIR－lab case 8	9.83(8.31)	—	2.40(1.95)	1.45(1.57)	1.38(1.52)
DIR－lab case 9	5.03(3.79)	—	2.05(1.15)	1.19(0.82)	1.14(0.75)
DIR－lab case 10	5.42(5.84)	—	1.69(1.52)	1.25(1.17)	1.20(1.12)
POPI－model	3.68(2.97)	1.02(0.58)	—	1.00(0.74)	1.03(0.72)
平均值	5.56(5.51)	—	—	1.11(1.11)	1.11(1.07)

表 4－2 显示了 B－Spline、S－temporal、Optical、MRF、DPS、RS 和本章算法在 DIR－lab 数据集中最大呼入和最大呼出相位的 300 个专家标志点的目标配准误差的平均值(和标准偏差)。从表中可以看出，相对于 B－Spline、S－

temporal、Optical、MRF、RS 算法，本章算法获得了更低的平均目标配准误差，并且和 DPS 算法的配准精度相当。特别需要注意的是，对于 case 6 ~ case 10，由于其最大呼入和最大呼出相位之间肺运动比较大，本章算法可以获得更好的配准结果，这也进一步说明了本章算法在解决大形变问题上的有效性。

表 4 - 2　DIR - lab 数据集的 300 个专家标志点的目标配准误差(mm)

Case	初始值	B-Spline	S-temporal	Optical	MRF	DPS	RS	本章算法
1	3.89 (2.78)	1.02 (0.50)	0.85 (0.82)	0.97 (1.02)	0.97 (0.5)	0.81 (0.72)	0.97 (0.5)	0.90 (0.72)
2	4.34 (3.90)	1.06 (0.56)	0.79 (0.65)	0.86 (1.08)	0.96 (0.5)	0.77 (0.69)	0.94 (0.5)	0.86 (0.66)
3	6.94 (4.05)	1.19 (0.66)	0.92 (0.54)	1.01 (1.17)	1.21 (0.7)	1.00 (0.79)	1.10 (0.6)	1.04 (0.74)
4	9.83 (4.86)	1.57 (1.20)	1.12 (0.82)	1.40 (1.57)	1.39 (1.0)	1.29 (1.02)	1.99 (2.2)	1.34 (0.99)
5	7.48 (5.51)	1.73 (1.49)	1.43 (0.96)	1.67 (1.79)	1.72 (1.6)	1.38 (1.33)	1.35 (1.2)	1.38 (1.27)
6	10.89 (6.97)	—	6.95 (4.06)	1.58 (1.65)	1.49 (1.0)	1.24 (0.78)	3.02 (4.3)	1.19 (0.75)
7	11.03 (7.43)	—	3.64 (2.15)	1.46 (1.29)	1.58 (1.2)	1.42 (0.89)	1.43 (1.0)	1.20 (0.75)
8	14.99 (9.01)	—	4.05 (2.64)	1.77 (2.12)	2.11 (2.4)	1.75 (1.75)	2.16 (3.7)	1.43 (1.29)
9	7.92 (3.98)	—	3.96 (1.85)	1.19 (1.12)	1.36 (0.7)	1.29 (0.75)	1.36 (0.9)	1.18 (0.70)
10	7.30 (6.35)	—	3.25 (2.68)	1.59 (1.87)	1.55 (1.6)	1.19 (0.81)	1.28 (0.9)	1.14 (0.84)
平均值	8.46 (6.58)	—	—	1.25 (1.43)	1.43 (1.3)	1.21 (1.04)	1.36 (0.8)	1.17 (0.92)

笔者采用非成对的 T - test 对表 4 - 2 各组的目标配准误差进行了比较。以 MRF 算法和本章算法做 T - test 为例，假设 MRF 算法的目标配准误差服从高斯

分布 $N(\mu_M, \delta_M^2)$，本章提出的算法的目标配准误差服从高斯分布 $N(\mu_P, \delta_P^2)$，以 DIR－lab 数据集的 10 个 case 的目标配准误差作为样本，对于 MRF 算法，$x_M = [0.97, 0.96, 1.21, 1.39, 1.72\ 1.49, 1.58, 2.11, 1.36, 1.55]$ mm，其平均值 $\overline{x_M}$ 和标准偏差 s_M 分别为 1.4340 mm 和 0.3455 mm；对于本章提出的算法，$x_P = [0.90, 0.86, 1.04, 1.34, 1.38, 1.19, 1.20, 1.43, 1.18, 1.14]$ mm，其平均值 $\overline{x_P}$ 和标准偏差 s_P 分别为 1.1660 mm 和 0.1911 mm。

第一步，采用 F－test 来检验，假设 $\delta_M^2 = \delta_P^2$，假设显著性水平 $\alpha = 0.005$，那么拒绝域如下：

$$\frac{s_M^2}{s_P^2} \geqslant F_{0.005}(9, 9) = 6.54 \quad \text{或} \quad \frac{s_M^2}{s_P^2} \leqslant \frac{1}{F_{0.005}(9, 9)} = 0.153 \tag{4-13}$$

因为 $s_M^2 = 0.3455^2$，$s_P^2 = 0.1911^2$，$\frac{s_M^2}{s_P^2} = 3.2687$，

$$0.153 < 3.2687 < 6.54 \tag{4-14}$$

所以，本书接受假设 $\delta_M^2 = \delta_P^2$。

第二步，采用非成对 T－test 来检验 $H_0: \mu_M - \mu_P \leqslant 0$；$H_1: \mu_M - \mu_P > 0$。假设 $\alpha = 0.1$，那么：

$$s_w^2 = \frac{9 \times s_M^2 + 9 \times s_P^2}{18} = 0.0779 \tag{4-15}$$

$$t = \frac{\bar{x}_M - \bar{x}_P}{s_w \sqrt{\frac{1}{10} + \frac{1}{10}}} = 2.1471 > t_{0.1}(10 + 10 - 2) = 1.3304 \tag{4-16}$$

因此，本书拒绝假设 H_0，所以 $\mu_M > \mu_P$。以上表明，在 $\alpha = 0.1$ 时，MRF 算法的目标配准误差的期望值明显大于本章提出的算法，对于其他算法也可以得到类似的结论（除了本书第 3 章的 DPS）。

类似于本书第 3 章的算法，对本章算法的每个步骤的性能进行评价，这里把本章算法退化为另外 3 种算法：(1)没有采用 SIFT 特征，没有采用轨迹拟合，没有采用点追踪的算法，即 RPM；(2)采用 SIFT 特征，没有采用轨迹拟合，没有采用点追踪的算法，即 With SIFT；(3)采用 SIFT 特征，采用点追踪，没有采用轨迹拟合的算法，即 With SIFT and Tracking。如表 4－3 和表 4－4 所示，没有采用 SIFT 特征的算法的目标配准误差大于采用 SIFT 特征的算法，没有采用

点追踪的算法的目标配准误差也大于采用点追踪的算法。以上分析说明了本章算法引入 SIFT 特征和点追踪算法的优点。

表 4-3　DIR-lab(75)和 POPI-model(37)数据集在每个步骤的目标配准误差(mm)

数据集	RPM	With SIFT	With SIFT and Tracking	本章算法
DIR-lab case 1	1.51(1.32)	1.03(0.75)	0.80(0.80)	0.80(0.79)
DIR-lab case 2	1.52(1.26)	1.00(0.64)	0.76(0.68)	0.75(0.69)
DIR-lab case 3	1.63(1.15)	1.18(0.74)	0.94(0.75)	0.94(0.75)
DIR-lab case 4	2.19(1.60)	1.44(1.00)	1.26(1.04)	1.26(1.03)
DIR-lab case 5	1.94(1.60)	1.37(1.14)	1.22(1.15)	1.22(1.15)
DIR-lab case 6	2.96(2.87)	1.51(1.50)	1.39(1.53)	1.37(1.51)
DIR-lab case 7	3.20(3.26)	1.31(0.99)	1.14(1.02)	1.14(1.02)
DIR-lab case 8	3.56(3.93)	1.51(1.50)	1.38(1.52)	1.38(1.52)
DIR-lab case 9	2.34(1.65)	1.28(0.74)	1.14(0.76)	1.14(0.75)
DIR-lab case 10	2.81(2.34)	1.42(1.12)	1.21(1.13)	1.20(1.12)
POPI-model	1.90(1.32)	1.13(0.69)	1.03(0.73)	1.03(0.72)
平均值	2.33(2.32)	1.29(1.04)	1.12(1.07)	1.11(1.07)

表 4 – 4　DIR – lab 数据集的 300 个专家标志点在每个步骤的目标配准误差(mm)

Case	RPM	With SIFT	With SIFT and Tracking	本章算法
1	1.61(1.24)	1.05(0.68)	0.89(0.73)	0.90(0.72)
2	1.58(1.20)	1.08(0.66)	0.86(0.66)	0.86(0.66)
3	1.71(1.34)	1.22(0.74)	1.04(0.74)	1.04(0.74)
4	2.01(1.31)	1.48(0.99)	1.34(0.99)	1.34(0.99)
5	2.32(1.95)	1.59(1.28)	1.38(1.28)	1.38(1.27)
6	3.63(3.35)	1.29(0.75)	1.20(0.74)	1.19(0.75)
7	5.18(4.84)	1.35(0.84)	1.20(0.74)	1.20(0.75)
8	6.05(5.75)	1.49(1.24)	1.43(1.29)	1.43(1.29)
9	2.39(1.47)	1.35(0.74)	1.16(0.70)	1.18(0.70)
10	2.49(1.82)	1.26(0.79)	1.13(0.84)	1.14(0.84)
平均值	2.90(3.25)	1.32(0.91)	1.16(0.92)	1.17(0.92)

从表 4 – 3 和表 4 – 4 中可以得出，采用轨迹拟合步骤和没有采用轨迹拟合步骤的目标配准误差基本相当，为了说明轨迹拟合的作用，本章引入曲率 κ 来度量特征点轨迹 $\vartheta(t)$ 的平滑性，如下式：

$$\kappa = \frac{1}{Q}\sum_{s=1}^{Q}\frac{|\vartheta''(t_s)|}{(1+\vartheta'(t_s))^{1.5}} \tag{4 - 17}$$

本章统计了在最大呼入相位和最大呼出相位之间轨迹在每个相位的曲率。图 4 – 3 显示 case 8 的点轨迹的 κ 直方图。从图中可以看到，拟合轨迹的 κ 值为 0 ~ 0.6，而原始轨迹的 κ 值为 0 ~ 0.9，拟合轨迹的平均曲率值 $\bar{\kappa}$ 明显小于原始轨迹。这意味着轨迹拟合能够在一定程度上减小明显异常点的影响。

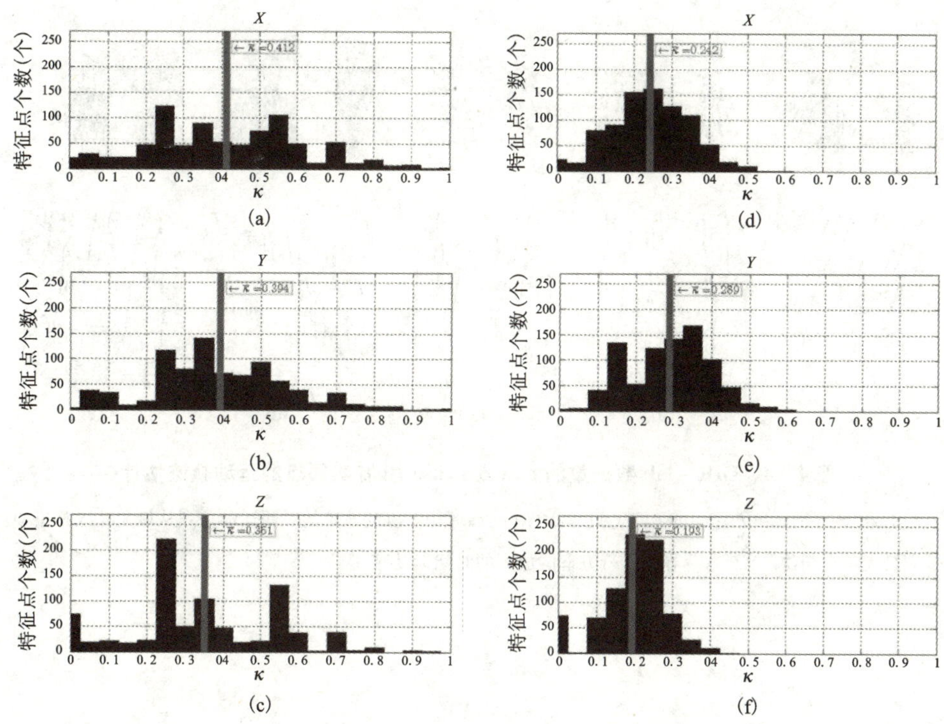

图 4－3　DIR－lab 数据集的 case 8 的特征点轨迹的曲率直方图

(a)、(b)、(c)分别为原始轨迹 x、y、z 方向的曲率直方图；(d)、(e)、(f)分别为拟合轨迹 x、y、z 方向的曲率直方图。竖线表示平均曲率值 $\bar{\kappa}$

图 4－4 显示了 DIR－lab 数据集的 case 6 ~ case 10 的特征点时空运动序列，这些 case 的肺部运动都比较剧烈，估计的特征点运动序列是从最大呼入相位到最大呼出相位。从图中可以看出，这些估计的特征点运动轨迹总体是平滑的，并且与肺运动保持一致。

图 4－5 显示了 DIR－lab 数据集的 case 6 ~ case 10 中 300 个专家标志点的误差矢量，每一个误差矢量由最大呼出相位的专家标志点位置和本章算法估计的该相位标志点位置构成。图 4－6 显示了 DIR－lab 数据集的所有 case 的误差矢量的箱线图，从图中可以看出大部分误差矢量的欧氏距离都很短。

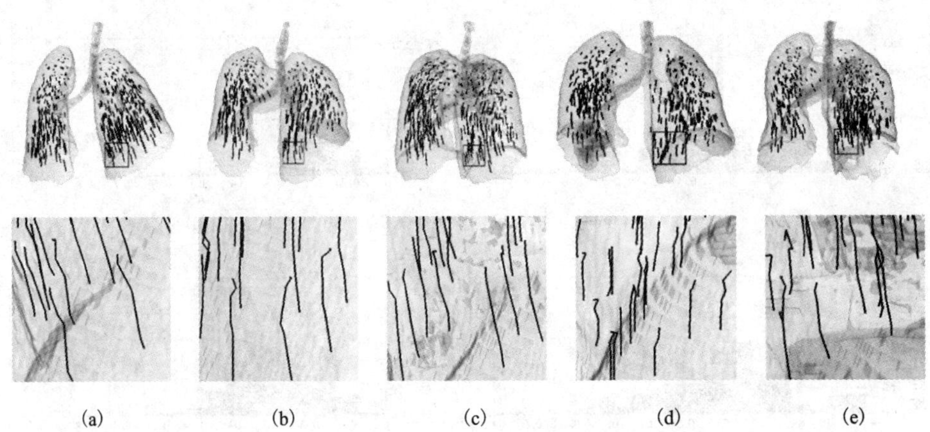

图 4－4　DIR－lab 数据集的 case 6～case 10 肺实质点的运动轨迹估计

(a) case 6；(b) case 7；(c) case 8；(d) case 9；(e) case 10。点的轨迹的时间运动序列从最大呼入相位到最大呼出相位。第 2 行为在第 1 行方框的放大的时间运动序列

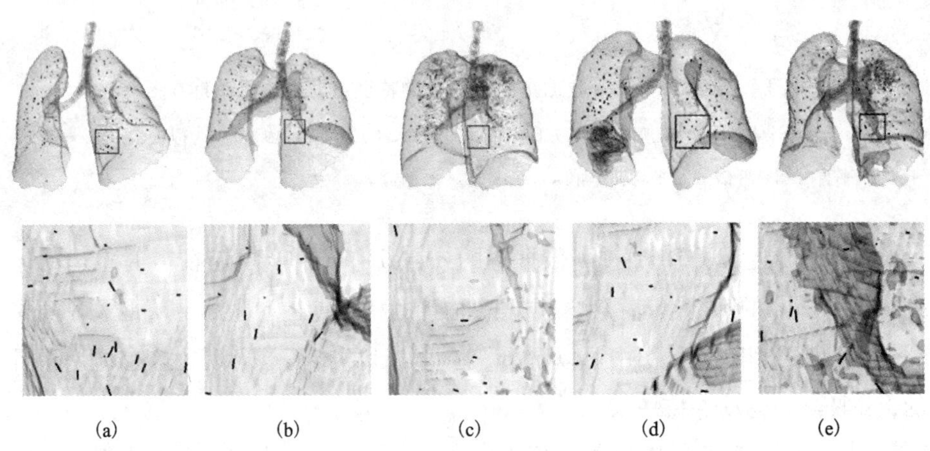

图 4－5　DIR－lab 数据集的 case 6～case 10 的 300 个专家标志点的目标配准误差

(a) case 6；(b) case 7；(c) case 8；(d) case 9；(e) case 10。每一个误差矢量由最大呼出相位的专家标志点位置和本章算法估计的该相位标志点位置构成。第 2 行图为第 1 行方框图的放大图

图 4－7 显示了 DIR－lab 数据集的 case 6～case 8 的源图像的形变图和目

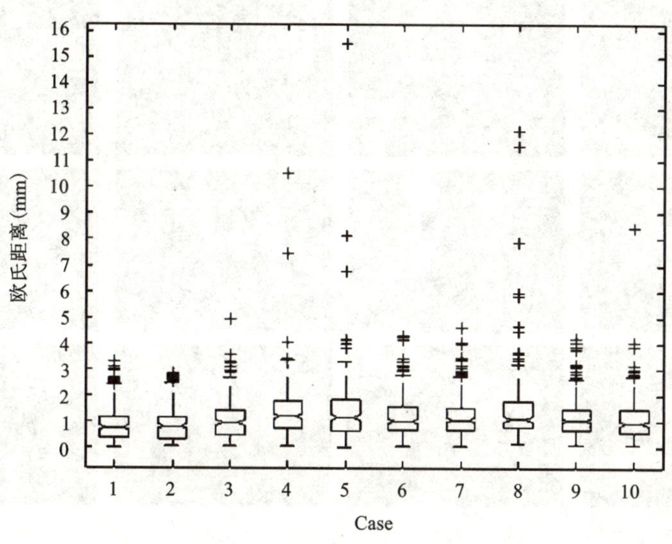

图4-6　DIR-lab数据集的所有case的最大呼入和最大呼出相位的300个专家标志点的误差矢量的欧氏距离

标图像在冠状面方向的强度差异图。可以看到，配准后的图像和目标图像的强度差异非常小，特别是在肺实质的边界区域。

(2)在CREATIS数据集中对肺呼吸运动估计进行评价

CREATIS数据集与POPI-model数据集类似，其所有case中的肺运动都比较小。数据集在case 1~case 4中提供了100个专家标志点，在case 5和case 6中分别提供了107和113个专家标志点。本章算法在CREATIS数据集上与其他算法的配准结果做了比较，如Vandemeulebroucke(CTMB)[26]、Delmon(DDBD)[156]、Werner等(GSND)[157]提出的算法。这几种算法的目标配准误差见表4-5，相对于CTMB、DDBD算法来说，本章算法获得了更低的目标配准误差；且和GSND算法的配准精度相当。

表4-6为CREATIS数据集的专家标志点在每个步骤的目标配准误差的平均值(和标准偏差)，可以看出在引入SIFT特征和点追踪后，算法配准精度可以得到较大提高。

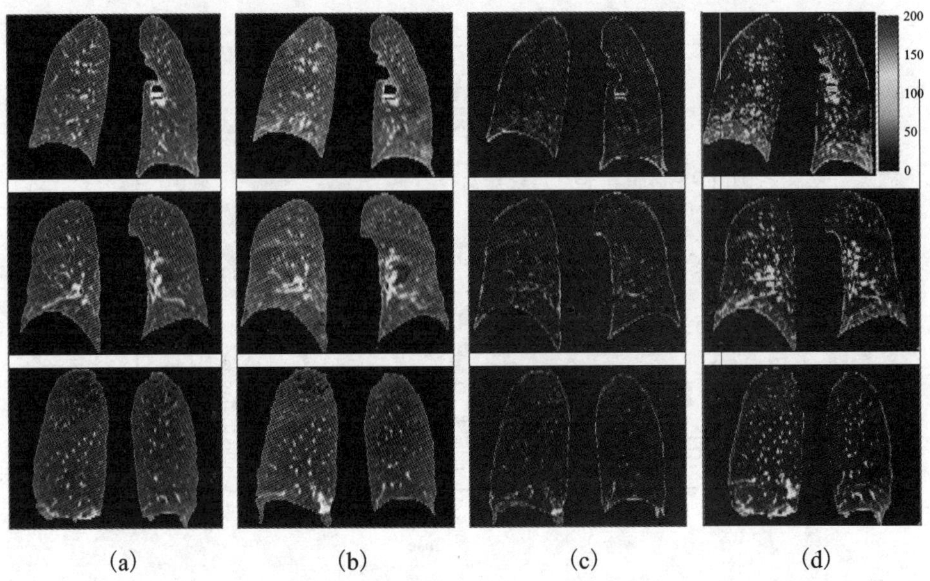

(a) (b) (c) (d)

图 4－7　DIR－lab 数据集的 case 6、case 7、case 8 在冠状面方向的配准结果

(a)源图像；(b)目标图像；(c)源图像的形变图和目标图像的强度差异图；(d)源图像和目标图像的强度差异图。DIR－lab 数据集的 case 6、case 7、case 8 在冠状面方向的配准结果，分别对应各小图中第 1、2、3 行

表 4－5　CREATIS 数据集约 100 个专家标志点的目标配准误差(mm)

Case	初始值	CTMB	DDBD	GSND	本章算法
1	6.34(2.95)	0.96(0.57)	0.9(0.5)	0.84(0.36)	0.76(0.47)
2	14.04(7.20)	1.56(1.34)	1.3(1.0)	1.09(0.85)	1.25(1.09)
3	7.67(5.05)	1.53(1.70)	1.2(1.2)	0.96(0.84)	0.84(0.50)
4	7.33(4.89)	1.96(2.92)	1.5(1.8)	0.91(1.40)	0.82(0.55)
5	7.09(5.10)	1.48(1.39)	1.3(0.8)	0.95(0.72)	1.09(0.92)
6	6.68(3.68)	1.25(0.95)	1.0(0.6)	0.87(0.49)	0.84(0.52)
平均值	8.15(5.60)	1.46(1.65)	1.2(1.0)	0.94(0.76)	0.93(0.74)

表 4-6　CREATIS 数据集约 100 个专家标志点在每个步骤的目标配准误差(mm)

Case	RPM	With SIFT	With SIFT and Tracking	本章算法
1	1.84(1.56)	0.92(0.51)	0.76(0.47)	0.76(0.47)
2	3.88(2.91)	1.40(1.13)	1.24(1.09)	1.25(1.09)
3	2.69(2.66)	1.03(0.49)	0.84(0.50)	0.84(0.50)
4	1.89(1.85)	1.03(0.61)	0.82(0.57)	0.82(0.55)
5	2.54(2.24)	1.26(1.04)	1.09(0.92)	1.09(0.92)
6	2.01(1.49)	1.06(0.56)	0.84(0.52)	0.84(0.52)
平均值	2.47(2.27)	1.12(0.78)	0.93(0.74)	0.93(0.74)

(3)在 COPDgene 数据集中对肺呼吸运动估计进行评价

COPDgene 数据集只提供两个相位的图像，并且所有 case 的肺部运动都比较剧烈，其成像数据的空间分辨率不同，因此本书对呼入与呼出相位图像进行了重采样，使呼入图像被缩放成与呼出图像尺寸一样大小的体，其数据集的片厚度被重采样为 1.25 mm。

由于 COPDgene 数据集只提供两个相位的图像，所以这里不能进行轨迹拟合过程。对本章算法和 SRCF[96]、GSYN[158]、LMP[95]、SGM[159]、DPS 等算法进行了性能比较，表 4-7 列出了 300 个专家标志点的目标配准误差的平均值(和标准偏差)。与 GSYN 和 DPS 算法相比，本章算法对 COPDgene 数据集中的大多数 case 都可以达到更低的平均目标配准误差；与 LMP 和 SGM 算法相比，本章算法的目标配准误差基本相当。与本书第 3 章的 DPS 算法相比，本章算法在 COPDgene 数据集中获得了更好的结果，这是因为该数据集的运动剧烈，DPS 所采用图像强度的相关系数描述能力下降。

表 4 - 7 COPDgene 数据集的 300 个专家标志点的目标配准误差(mm)

Case	初始值	SRCF	GSYN	LMP	SGM	DPS	本章算法
1	26.33 (11.44)	1.00 (0.93)	1.21	1.26	1.22	1.45 (1.16)	1.20 (0.77)
2	21.79 (6.47)	1.62 (1.78)	3.01	2.02	2.48	2.89 (3.50)	2.19 (2.45)
3	12.64 (6.40)	1.00 (1.06)	1.24	1.14	1.01	1.32 (0.90)	1.25 (0.71)
4	29.58 (12.95)	1.08 (1.05)	1.38	1.62	2.42	2.17 (2.14)	1.55 (1.09)
5	30.08 (13.36)	0.96 (1.13)	1.31	1.47	1.93	1.66 (1.55)	1.34 (1.19)
6	28.46 (9.17)	1.01 (1.25)	1.49	1.39	1.45	1.87 (2.04)	1.25 (1.06)
7	21.60 (7.74)	1.05 (1.07)	1.24	1.22	1.05	1.92 (2.21)	1.29 (1.01)
8	26.46 (13.24)	1.08 (1.24)	2.09	1.63	1.16	2.21 (2.81)	1.51 (1.56)
9	14.86 (9.82)	0.79 (0.80)	1.18	1.12	0.81	1.25 (1.13)	1.09 (0.84)
10	21.81 (10.51)	1.18 (1.31)	1.63	1.45	1.28	2.19 (2.18)	1.49 (0.97)
平均值	23.36 (11.86)	1.08 (1.21)	1.58 (1.93)	1.43 (1.45)	1.48 (2.19)	1.89 (2.16)	1.42 (1.29)

本章算法相对于 SRCF 算法来说，目标配准误差更大，这是因为在 COPDgene 数据集中的所有 case 的肺运动很大，而本章算法的轨迹拟合在肺运动估计中扮演了很重要的角色，但 COPDgene 数据集只有两个相位的图像，所以本章算法不能完整的执行，性能有所下降。另一方面，COPDgene 数据集的图

像质量在呼出相位有较大退化，这也导致 SIFT 描述子的精度下降，并造成点集匹配算法寻找追踪点的初始搜索位置时较困难。但是，Heinrich 等[96] 指出 SRCF 的形变结果有 0.14% 的体素具有负的雅可比值，这意味着该算法不能很好地保持形变的拓扑结构。与此不同的是，本章算法的形变结果没有负的雅可比值，形变的所有拓扑关系能够有效保持。另外，SRCF 的雅可比值的标准偏差为 0.26，而本章算法为 0.16，这意味着本章算法相对于 SRCF 算法来说，获取的形变场更平滑和有意义。

4.6.2　肺滑动运动估计

下面将讨论本章算法在滑动运动估计中的性能。因为胸壁的骨骼运动与肺实质的运动大不相同，因此在胸壁的骨骼和肺实质进行配准时需要不同的参数。以 DIR - lab 数据集为例，本章算法的配准过程在滑动条件下可以分成三步：(1)采用本章算法对肺实质的变换函数 f_s 进行估计；(2)提取胸壁中的骨骼点集，然后通过鲁棒性点集匹配算法[104]进行配准，得到的变换函数表示为 f_{rs}；(3)整个肺部的形变场可以通过前面两步获取的形变场线性插值得到[134]。图 4 - 8 表示本章算法在考虑滑动条件和不考虑滑动条件时的配准结果。(a)和(b)的源图像和目标图像的肋骨边界均用轮廓表示，特别要注意的是，在目标图像中用圆圈标记的血管正对着右边肋骨。(c)表示在考虑滑动条件下的形变结果，其血管对应肋骨的位置和(b)中的目标图像位置大致相同。(d)表示在没有考虑滑动条件下的配准结果，其血管在肋骨的右上方，和(b)中的目标图像的位置不同，因此肋骨配准的结果不够精确。(e)和(f)分别表示在考虑滑动条件下和没有考虑滑动条件下的配准结果的形变网格。在考虑滑动条件时，对肺运动进行估计，在肺实质的边界能够观察到不连续的滑动运动。表 4 - 8 比较了本章算法在考虑滑动条件下和不考虑滑动条件下的配准精度。从表中可以看出，在考虑滑动条件下的配准精度相对于不考虑滑动条件时有轻微的减小。然而，本章算法在考虑滑动条件下的配准精度在肺实质运动估计中是能够接受的。

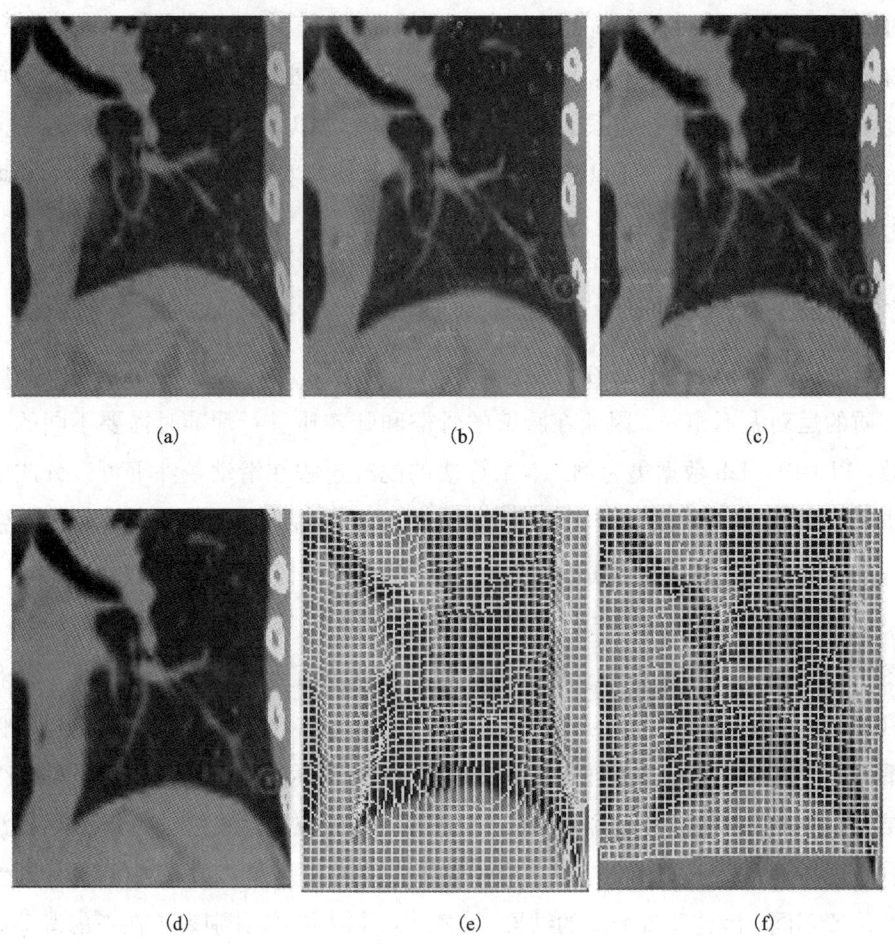

(a)　(b)　(c)

(d)　(e)　(f)

图 4－8　DIR－lab 数据集的 case 2 在考虑滑动条件和不考虑滑动条件下最大呼入和最大呼出相位图像的冠状面的配准结果

(a)源图像；(b)目标图像；(c)和(d)滑动条件下和无滑动条件下的形变图像；(e)和(f)滑动条件下和无滑动条件下的形变网格

表 4-8　DIR-lab 数据集在考虑滑动运动时的目标配准误差(mm)

Case	75 个专家标志点		300 个专家标志点	
	不考虑滑动条件下	考虑滑动条件下	不考虑滑动条件下	考虑滑动条件下
1	0.80(0.79)	0.80(0.78)	0.90(0.72)	0.89(0.70)
2	0.75(0.69)	0.75(0.68)	0.86(0.66)	0.86(0.65)
3	0.94(0.75)	1.06(0.94)	1.04(0.74)	1.20(0.85)
4	1.26(1.03)	1.36(1.50)	1.34(0.99)	1.59(1.44)
5	1.22(1.15)	1.28(1.22)	1.38(1.27)	1.44(1.28)
6	1.37(1.51)	1.38(1.48)	1.19(0.75)	1.27(0.87)
7	1.14(1.02)	1.21(1.09)	1.20(0.75)	1.40(1.10)
8	1.38(1.52)	1.42(1.55)	1.43(1.29)	1.60(1.62)
9	1.14(0.75)	1.21(0.78)	1.18(0.70)	1.44(0.93)
10	1.20(1.12)	1.22(1.10)	1.14(0.84)	1.25(1.06)
平均值	1.12(1.09)	1.17(1.17)	1.17(0.92)	1.29(1.12)

与本书第 3 章相同，本章采用最大剪切拉伸 γ_{max} 量化肺的滑动运动。图 4-9表示 DIR-lab 数据集的 case 2 和 case 8 在滑动条件下 γ_{max} 的冠状面图。其中，滑动运动设置的显示值为 $\gamma_{max}=1.5$。注意，γ_{max} 在肺边界的值越大，意味着剪切拉伸形变在肺边界越明显。上述结果表明，本章的滑动运动算法估计的肺呼吸运动在肺边界是不连续的，且与肺的实质运动效果保持一致。

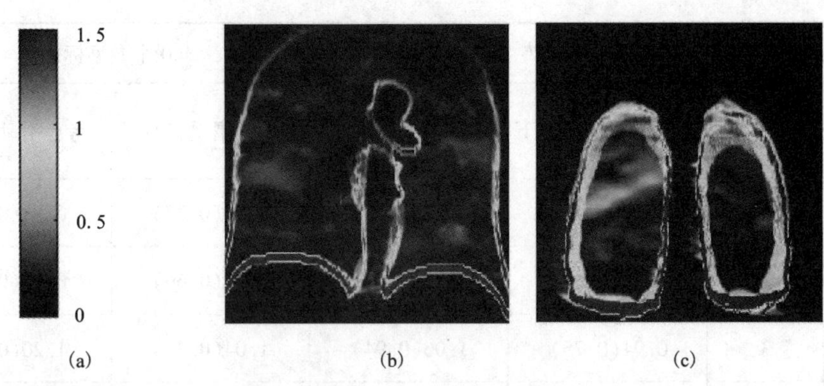

图 4 – 9　肺滑动运动的量化在冠状面的最大剪切拉伸 γ_{max} 图

(a)颜色条；(b)case 2；(c)case 8

4.6.3　运行时间

本章算法执行的软件环境为 MATLAB 2014a，计算机配置为 3.3 GHz 四核的 CPU、12GB 内存。在源点集和目标点集的 SIFT 特征计算预处理完成后，本章算法在没有滑动条件下实现 DIR – lab 数据集的每个 case 的 6 个相位的平均执行时间大约为 3.6 h。本章算法的执行时间主要由四部分构成：SIFT 特征提取、RPM、轨迹拟合和点追踪。由于轨迹拟合的执行时间比其他步骤的执行时间小很多，这里忽略对其进行分析。SIFT 特征提取、RPM 和点追踪步骤的执行时间百分比如图 4 – 10 所示。从图中可以看到 SIFT 特征提取执行时间大约占整个算法的执行时间的 50% 。在算法各步骤中如果采用 GPU 平台进行加速处理，可以有效减少其执行时间。

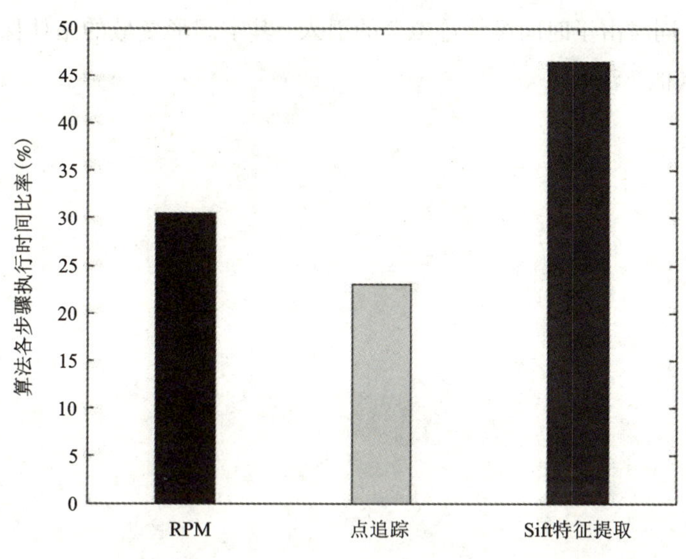

图 4－10　算法各步骤的执行时间百分比

4.7　本章小结

本章提出了一种基于点集匹配和时空追踪的肺运动估计算法。该算法首先进行鲁棒性点集匹配，得到特征点在不同相位的映射位置，然后在时间维构建 L1 正则化约束的最小二乘的特征点轨迹拟合模型，该模型将时间维度的相关性引入四维图像配准中，可以得到更稳定的点运动轨迹。通过本章的实验分析可以知道，拟合轨迹的曲率偏差小于其原始轨迹。这说明在运动轨迹中，轨迹拟合能够在一定程度上避免明显的点位置异常。进一步地，把点的轨迹拟合后的位置作为目标点的空间 mean－shift 追踪的初始位置，进行目标点追踪，使目标点周围局部图像信息与其对应的源点周围局部图像的信息更接近。实验分析表明，对目标点追踪后的点集匹配算法的配准精度明显优于固定目标点的点集匹配算法。该算法在相对运动较小的肺运动估计时，其配准精度高于现有的其他算法；在相对运动较大的肺数据集进行评价时，该算法不但可以保证较好的空间精度，同时由于时间维轨迹拟合的引入，其空间形变域的拓扑保持性能优于现有的其他算法。

第 5 章　基于 L1 范数与拓扑保持约束的点集匹配算法

5.1　引言

离群点在点集匹配时除了影响点的对应关系的确定，对变换函数的求解也造成较大影响，在传统点集匹配算法中，当存在较多离群点时会造成形变场发生异常。本书第 3 章和第 4 章的算法已经克服了离群点对点的对应关系造成的不良影响，接下来需要进一步地解决离群点在求解变换函数时造成的影响。本章将讨论如何通过正则化约束求解变换函数，以克服离群点带来的影响，使变换函数更精确且稳定。

在采用点集匹配算法进行肺运动估计时，由于获取的 CT 图像噪声较强，造成提取的特征点噪声较大，离群点较多，这给基于点集匹配的肺运动估计算法带来较大挑战。由于 L1 正则化约束在图像处理中的抗噪能力较强，近年来，L1 正则化约束在图像处理中的应用越来越广泛。Wang 等[160]采用稀疏表示来描述肝脏的形状，并且约束形状的组合系数是稀疏的，以进行肝脏分割。Dou 等[161]提出了一种红外图像配准算法，该算法采用 SIFT 特征点进行配准，并利用 L1 正则化约束对点集进行初始匹配，最后通过 RANSAC(随机采样一致性)算法对误配点进行处理。由于在两个点集的对齐矩阵中存在着大量的零元素，Jiang 等[162]在点集匹配问题中引入稀疏约束，即在两个点集中采用 L1 范数去约束对应关系矢量。虽然 L1 正则化约束在图像分割、图像去噪等应用较成熟，但 L1 正则化在点集匹配的形变函数求解中的应用较少，特别是采用 L1 范数约束形变函数的算法在已知的文献中暂时没有被发现。

形变模型的选择是决定点集匹配的计算效率和对应精度的一个重要因素[30]，目前形变模型的选择主要根据配准的实际情况来决定。形变函数需要满足一定的约束才能在生物医学应用中具有实际意义，如扭曲能量、拓扑保持、微分同胚映射等属性[30]。扭曲能量是用来描述形变场相邻区域位移变化的一个指标，在点集匹配时，扭曲能量越小表示形变场越平滑。拓扑保持要求形变函数是一个连续且一一对应的映射，并且其逆映射也是连续的。拓扑保持性是点集匹配过程中形变函数必须保证的一个属性，具有拓扑保持特性的形变场能保证空间中邻接的两个点在形变前后的空间关系一致，如左右关系、上下关系。当形变场出现拓扑不保持时，形变场会出现相互交叉的现象。如图 5 -1所示，在(a)中的方框标注处的形变场出现了折叠的现象，即拓扑不保持，而(b)中的整个形变场的拓扑保持较好。拓扑保持变换函数能够提高图像配准的精度，并使配准得到的图像更自然、连续，更具有生物学意义。在点集匹配问题

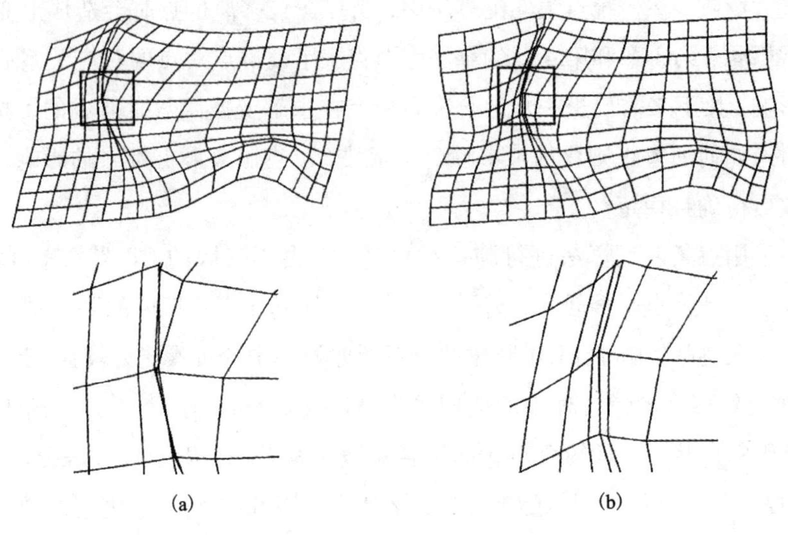

图 5 -1　拓扑保持示意图

(a)拓扑不保持，图中的方框标注处的形变场出现了拓扑不保持，其同列下方为上方方框图的放大图；(b)拓扑保持，图中的方框标注处的形变场是拓扑保持的，其同列下方为方框图的放大图

中，点间的误匹配以及离群点的干扰都可能造成形变场的异常，出现拓扑不保持现象。当前形变函数的拓扑保持主要通过平滑约束[104]及放松点间匹配准则等手段实现，而从形变函数构造的角度保持形变场的拓扑关系还很少见。

针对点集匹配问题中形变函数求解的稳定性问题，本书提出了一种基于 L1 范数和拓扑保持约束的点集匹配算法，并利用该算法进行肺运动估计。该算法利用 L1 范数具有的鲁棒性、抗噪性，从正则化约束变换函数的角度去求解稳定的形变函数，构建了一个点集匹配的最小二乘优化模型，分别从弹性变换的鲁棒性、仿射变换的稳定性、空间变换扭曲能量、拓扑保持性等方面约束变换函数系数。该模型为提高点集匹配算法对噪声、离群点及弹性变换的鲁棒性，对弹性变换系数进行 L1 正则化约束；为提高仿射变换的稳定性，对仿射变换系数进行 L2 正则化约束；为使变换函数的拓扑保持性能较好，引入了拓扑保持正则化约束，并推导了拓扑保持的约束表达式；为使变换函数更平滑，即空间变换扭曲能量变小，引入了平滑约束。本章将多种约束与 L1 范数约束相结合，给出了正则化约束的最小二乘模型的精确求解模型，并通过快速迭代收缩阈值算法[154]来实现。该算法解决了传统点集匹配算法在离群点较多时存在的形变场容易发生异常的问题。

5.2　正则化约束的点集匹配模型

假设给定两个点集，源点集 $\boldsymbol{U}$ 和目标点集 $\boldsymbol{V}$，分别包含 K 个源点 $\{u_i = [x_i, y_i, z_i]^{\mathrm{T}}, i = 1, \cdots, K\}$ 和 N 个目标点 $\{v_j = [x_j', y_j', z_j']^{\mathrm{T}}, j = 1, \cdots, N\}$。点集匹配的目的是估计点集 $\boldsymbol{U}$ 和 $\boldsymbol{V}$ 之间的变换函数 f，使 $\boldsymbol{U}$ 经过函数 f 映射后的位置与 $\boldsymbol{V}$ 尽可能接近。

变换函数 f 在进行点集匹配时，如果不对其进行约束，那么变换函数只能保证源点集 $\boldsymbol{U}$ 和目标点集 $\boldsymbol{V}$ 的位置尽可能接近，而不能保证变换函数的平滑性、拓扑保持性、变换函数的抗噪声能力及变换函数的鲁棒性等属性。为解决上述问题，本章提出了一个正则化约束的点集匹配模型：

$$\min_{M,f}\sum_{j=1}^{N}\sum_{i=1}^{K}\frac{m_{ij}}{2}\|v_j-f(u_i)\|_2^2+\lambda\Theta(f)+\tau\sum_{j=1}^{N}\sum_{i=1}^{K}m_{ij}\lg m_{ij}-\zeta\sum_{j=1}^{N}\sum_{i=1}^{K}m_{ij} \tag{5-1}$$

这个模型是在Chui等[104]提出的点集模型基础上添加了对形变函数的约束构成的。其中，f 表示形变函数，Θ 表示关于形变函数 f 的各种正则化约束；m_{ij} 表示点集 $\boldsymbol{U}$ 和 $\boldsymbol{V}$ 的模糊对应矩阵元素；τ、λ 和 ζ 是式中各项的权重系数。

本书采用的点集匹配模型的形变函数由3个维度组成，$f(x, y, z)$ 在 x、y、z 方向分别可以表示为 $f_x(x, y, z)$、$f_y(x, y, z)$、$f_z(x, y, z)$，这3个式子可以分别简写为 f_x、f_y、f_z。在第 c 维的 $f_c(x, y, z)$，$c\in\{x, y, z\}$，可以表示如下：

$$f_c(x, y, z)=a_1+a_x x+a_y y+a_z z+\sum_{j=1}^{K}w_j\psi(r_j) \tag{5-2}$$

其中，c 表示三维空间的一个维度，K 表示参与点集匹配的源点个数，$w_j(j=1, \cdots, K)$、a_1、a_x、a_y、a_z 为形变函数的系数，$\psi(r_j)$是紧支撑径向基函数，$r_j=\|[x, y, z]^{\mathrm{T}}-u_j\|_2$，$u_j$ 表示源点集 $\boldsymbol{U}$ 中的点，$f_c(x, y, z)$表示任意点(x, y, z)根据 K 个源点位置得到的映射位置。

式(5-2)中常用的紧支撑径向基函数包括紧支撑 TPS[163]、Wendland 函数[153]、Buhmann 函数[164]。本书采用了 Wendland 径向基函数：

$$h(r)=\begin{cases}(1-r)^4(4r+1), & 0\leqslant r\leqslant 1\\ 0, & r>1\end{cases} \tag{5-3}$$

支撑集为 d 的径向基函数可表示如下：

$$\psi(r)=h(r/d) \tag{5-4}$$

紧支撑径向基函数的形变场是由若干个加权紧支撑径向基函数的线性叠加和仿射变换构成的，可以通过支撑集的大小在控制点局部对形变场进行控制。传统形变模型[104、165]得到的形变场在控制点对出现错配或是对应位置不够准确的情况下，会出现异常或是明显变化。如图 5-2 所示，星号的圆形为源点集，圆圈的方形为目标点集，(a)中方框中的圆圈为正常点，而(b)中方框中的圆圈出现位置偏移。从图中的方框中的形变场可以看出，当控制点出现偏移时，图中的形变场发生了明显变化。因此，需要对形变系数进行约束求解，以防止形变场发生异常或是不稳定。点集匹配模型（5-1）中的 Θ 就是对形变函数 f 系数进行的各种正则化约束。

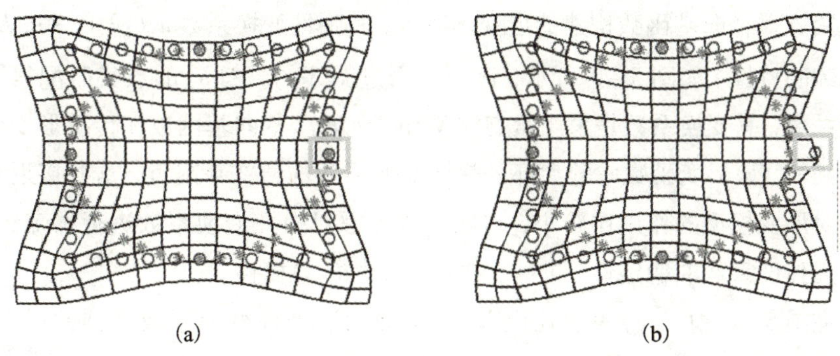

图 5-2　控制点偏移对紧支撑径向基函数的形变场的影响

(a)为原图的形变场；(b)为方框的目标点出现偏移的形变场。在对应位置出现不够准确时，形变场出现剧烈变化，其中圆圈为目标点，星号为源点

$f_c(u_i)$在式(5-2)的基础上可以重新写成一种线性表达形式：

$$f_c(u_i) = \boldsymbol{b}_i^{\mathrm{T}} \boldsymbol{w}_c \tag{5-5}$$

其中，$\boldsymbol{b}_i = [\psi(r_{i1}), \cdots, \psi(r_{iK}), 1, x_i, y_i, z_i]^T$ 是由源点组成的列向量，$r_{ij} = \| u_i - u_j \|_2$，$\boldsymbol{w}_c = [\boldsymbol{w}_{c1}, \boldsymbol{w}_{c2}]^T$ 是形变函数的系数，$\boldsymbol{w}_{c1} = [w_1, \cdots, w_K]^T$ 是弹性变换部分的系数，$\boldsymbol{w}_{c2} = [a_1, a_x, a_y, a_z]^T$ 是仿射变换部分的系数。$f_c(u_i)$表示源点 u_i 在 c 方向的目标图像的映射位置，这个位置应能尽量接近目标点位置，以及代价函数中的 $\| v_j - f(u_i) \|_2^2$ 应尽量小，其中 v_j 表示源点 u_i 在目标图像的对应点。将式(5-2)改写为式(5-5)的目的是为了用明确的解析式表达形变系数，进一步定义对形变系数的约束表达式。

5.2.1　L1 范数约束

紧支撑径向基函数构建的形变函数中，其弹性变换系数 $w_j(j=1, \cdots, K)$ 具有稀疏的特性。如图 5－3 所示，该图是通过图 5－2 中(a)的点集匹配得到的变换系数，其变换系数是采用紧支撑 Wendland$\psi_{3,1}$ 径向基函数在传统形变模型下得到的。该形变函数中的大部分弹性变换系数的值在 0 附近，这些接近 0 的系数对形变模型的作用比较小，因此可以考虑对弹性变换系数进行稀疏约束，以增强弹性系数的稳定性，进一步提高形变场的鲁棒性。

在图 5－4 中，(a)表示在没有 L1 范数约束弹性变换系数得到的形变场，

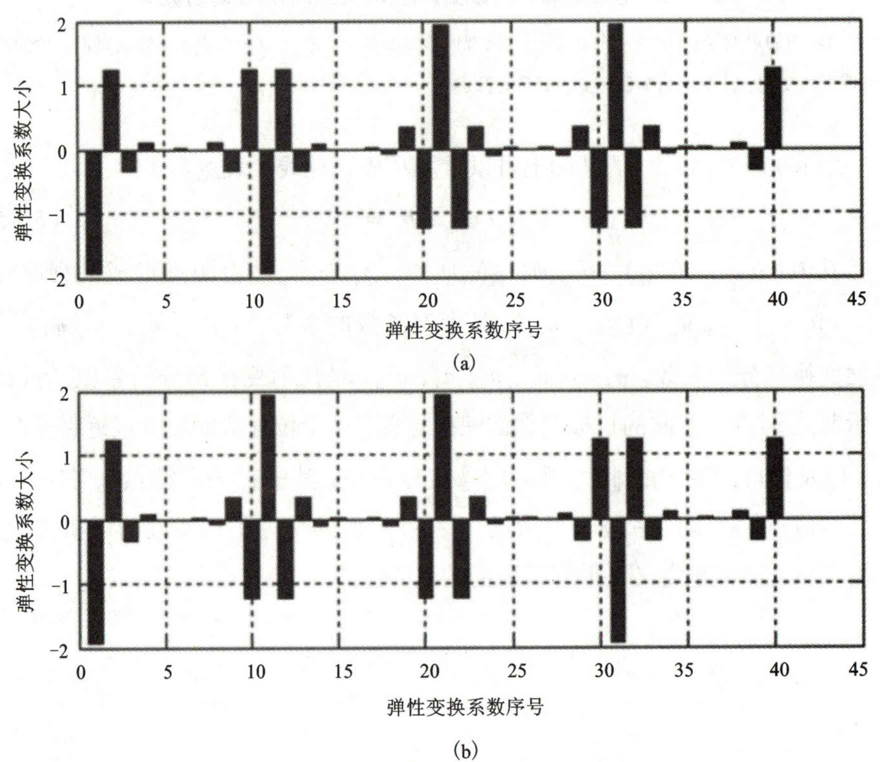

图 5－3　紧支撑函数构建的形变函数的弹性变换系数

(a)为 x 方向弹性变换系数；(b)为 y 方向弹性变换系数

(b)表示在有 L1 范数约束弹性变换系数时得到的形变场，在这两幅图中的方框处分别有一个特征点噪声。从(b)中可以看出，弹性变换系数在 L1 范数的约束下，形变场对特征点噪声的抗干扰能力明显增强。

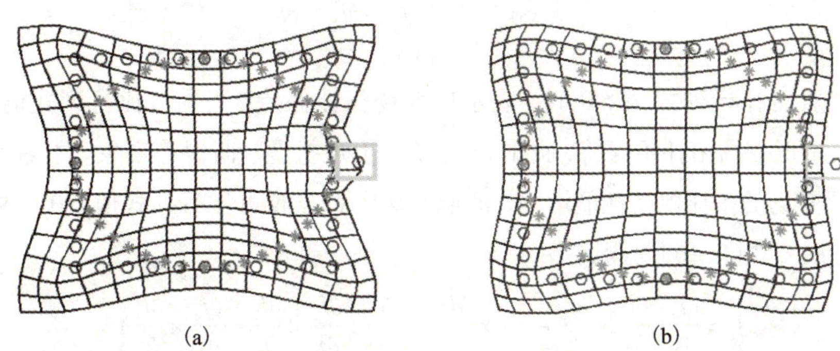

图 5-4　L1 范数对形变函数的弹性变换系数进行约束时的结果

(a)方框处的形变场表示在没有 L1 范数约束时的结果；(b)方框处的形变场表示在 L1 范数约束时的形变场

本书对弹性形变系数 $w_j(j=1, \cdots, K)$ 选择 L1 范数约束，目的在于使弹性变换系数对噪声具有鲁棒性，在有离群点的情况下，仍能得到与没有离群点情况下接近的弹性变换系数。由于形变函数的仿射变换系数在点集匹配中不具有稀疏特性，且为了保持变换的全局稳定性，因此，本书对仿射变换系数选择 L2 范数约束。

5.2.2　拓扑保持约束

拓扑保持约束是为了保证形变函数是一一映射的，从而可以确保形变场的可逆性。形变场的拓扑保持是利用其雅可比行列式描述的。形变函数 $f(x, y, z)$ 的雅可比行列式包含了大量形变场的局部属性信息[30]。在点 (x, y, z) 的雅可比行列式定义如下：

$$J_f = det(\nabla f) = \begin{vmatrix} \frac{\partial f_x}{\partial x} & \frac{\partial f_x}{\partial y} & \frac{\partial f_x}{\partial z} \\ \frac{\partial f_y}{\partial x} & \frac{\partial f_y}{\partial y} & \frac{\partial f_y}{\partial z} \\ \frac{\partial f_z}{\partial x} & \frac{\partial f_z}{\partial y} & \frac{\partial f_z}{\partial z} \end{vmatrix} \tag{5-6}$$

当雅可比行列式值 >0 时，表示形变场拓扑保持；当雅可比行列式值 ≤0 时，表示形变场拓扑不保持，此时形变场会出现折叠、撕裂等现象。本章算法希望形变场的拓扑保持性能增强，即形变场中各点雅可比行列式值 >0 的概率增加。展开式(5－6)可得，

$$J_{\mathrm{f}} = \frac{\partial f_x}{\partial x}\left(\frac{\partial f_y}{\partial y} \times \frac{\partial f_z}{\partial z} - \frac{\partial f_z}{\partial y} \times \frac{\partial f_y}{\partial z}\right) - \frac{\partial f_x}{\partial y}\left(\frac{\partial f_y}{\partial x} \times \frac{\partial f_z}{\partial z} - \frac{\partial f_z}{\partial x} \times \frac{\partial f_y}{\partial z}\right) + \frac{\partial f_x}{\partial z}\left(\frac{\partial f_y}{\partial x} \times \frac{\partial f_z}{\partial y} - \frac{\partial f_z}{\partial x} \times \frac{\partial f_y}{\partial y}\right) \tag{5-7}$$

式(5－7)中涉及到形变函数中的多个偏导，其各项均有物理意义。本书以二维图像为例，阐述式(5－7)中各项与拓扑保持之间的关系。如图 5－5 所示，

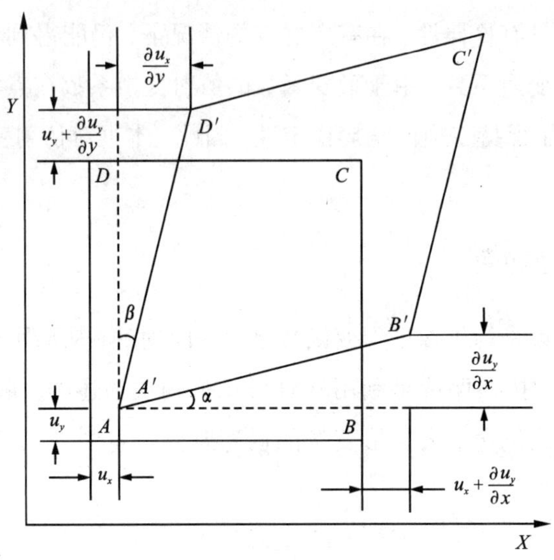

图 5－5　小形变及剪切应变示意图

图 $ABCD$ 为单位正方形，该图形变后变为图 $A'B'C'D'$，其中 u_x 和 u_y 分别表示图 $ABCD$ 的 A 点到图 $A'B'C'D'$ 的 A' 在 x 轴和 y 轴的形变位移场，那么在 A 点的形变场和位移场之间的关系可表示为 $\left[\frac{\partial f_x}{\partial x} \quad \frac{\partial f_y}{\partial y}\right] = [1 \quad 1] + \left[\frac{\partial u_x}{\partial x} \quad \frac{\partial u_y}{\partial y}\right]$，在小形变时，满足 $\left|\frac{\partial u_x}{\partial x}\right| \ll 1$，$\left|\frac{\partial u_y}{\partial y}\right| \ll 1$。类似地，推广到三维情况，在式(5－7)中，主对角线 $\frac{\partial f_x}{\partial x}$、$\frac{\partial f_y}{\partial y}$、$\frac{\partial f_z}{\partial z}$ 三项的值在小形变的情况下，均可以假设趋近于 1，则式(5－7)可近似为下式：

$$J_f \approx \frac{\partial f_x}{\partial x} \times \frac{\partial f_y}{\partial y} \times \frac{\partial f_z}{\partial z} - \Big(\frac{\partial f_z}{\partial y} \times \frac{\partial f_y}{\partial z} + \frac{\partial f_x}{\partial y} \times \frac{\partial f_y}{\partial x} - \frac{\partial f_x}{\partial y} \times \frac{\partial f_z}{\partial x} \times \frac{\partial f_y}{\partial z} - \frac{\partial f_x}{\partial z} \times \frac{\partial f_y}{\partial x} \times \frac{\partial f_z}{\partial y} + \frac{\partial f_x}{\partial z} \times \frac{\partial f_z}{\partial x}\Big) \tag{5-8}$$

如前所述，形变场若要具有拓扑保持的特性，必须满足其形变场内任意点的雅可比行列式大于 0。为了满足 $J_f > 0$，根据小形变的假设，可以假设 $\frac{\partial f_x}{\partial x} \times \frac{\partial f_y}{\partial y} \times \frac{\partial f_z}{\partial z} \approx 1$，这里只需讨论式(5－8)后面项的情况，令：

$$Top = \Big(\frac{\partial f_z}{\partial y} \times \frac{\partial f_y}{\partial z} + \frac{\partial f_x}{\partial y} \times \frac{\partial f_y}{\partial x} - \frac{\partial f_x}{\partial y} \times \frac{\partial f_z}{\partial x} \times \frac{\partial f_y}{\partial z} - \frac{\partial f_x}{\partial z} \times \frac{\partial f_y}{\partial x} \times \frac{\partial f_z}{\partial y} + \frac{\partial f_x}{\partial z} \times \frac{\partial f_z}{\partial x}\Big) \tag{5-9}$$

Top 有两种情况：一种情况是 >0；另一种情况是 $\leqslant 0$。因为在 $\leqslant 0$ 的情况下，J_f 一定大于 0，所以这里不再讨论这种情况。当式(5－9) >0 时，则可通过使 $\frac{\partial f_x}{\partial y}$、$\frac{\partial f_x}{\partial z}$、$\frac{\partial f_y}{\partial x}$、$\frac{\partial f_y}{\partial z}$、$\frac{\partial f_z}{\partial x}$、$\frac{\partial f_z}{\partial y}$ 每一项的绝对值尽量变小，使式(5－9)总的绝对值变小，从而使 $J_f > 0$ 的可能性增加。虽然以上这种方法并不能保证 J_f 一定 >0，但是可以增加其 >0 的概率性，从而增强形变场的拓扑保持能力。

根据前面的分析可知，当非主对角线各项的能量较小时，形变函数的雅可比行列式 J_f 在形变域中每个点 >0 的概率会变大。因此，本书采用对雅可比式的非主对角线各项的能量进行惩罚约束，希望其能量保持在一个比较小的值，以增强形变场的拓扑保持性。由于形变函数 $f(x, y, z)$ 是关于 (x, y, z) 的连续函数，而形变场的拓扑保持约束是要求形变域中每个点的雅可比行列式 >0，这就需要将连续的形变函数表达为离散的形变场。下文将阐述这种离散化的过程。假设参与形变的三维体大小为 $size_x \times size_y \times size_z$，对该离散定义域中的每个点$(x_i, y_i, z_i)$计算其雅可比行列式的值，以离散定义域中所有点的雅可比行列式的值为正作为约束条件。对于任意离散点(x_i, y_i, z_i)，以 x 方向为例，分析$\frac{\partial f_x(x_i, y_i, z_i)}{\partial y}(i=1, \cdots, S)$的表达式与形变参数$\boldsymbol{w}_x$ 的关系，其中 S 是所有离散点的个数，其大小为 $size_x \times size_y \times size_z$。根据式(5－2)可知，$f_x(x_i, y_i, z_i)$可表示如下：

$$f_x(x_i, y_i, z_i) = a_{x1} + a_{xx}x_i + a_{xy}y_i + a_{xz}z_i + \sum_{j=1}^{K} w_{xj}\psi(r_{ij}) \tag{5-10}$$

由上可知，$\frac{\partial f_x(x_i, y_i, z_i)}{\partial y} = a_{xy} + \sum_{j=1}^{K} w_{xj}\frac{\partial \psi(r_{ij})}{\partial y}$，该式可表示如下：

$$\frac{\partial f_x(x_i, y_i, z_i)}{\partial y} = \left[\frac{\partial \psi(r_{i1})}{\partial y}, \cdots, \frac{\partial \psi(r_{iK})}{\partial y}, 0, 0, 1, 0\right] [w_{x1}, \cdots, w_{xK}, a_{x1}, a_{xx}, a_{xy}, a_{xz}]^{\mathrm{T}} \tag{5-11}$$

将离散域中所有点的$\frac{\partial f_x(x_i, y_i, z_i)}{\partial y}$表达式综合之后，可得：

$$\begin{bmatrix} \frac{\partial f_x(x_1, y_1, z_1)}{\partial y} \\ \frac{\partial f_x(x_2, y_2, z_2)}{\partial y} \\ \vdots \\ \frac{\partial f_x(x_S, y_S, z_S)}{\partial y} \end{bmatrix} = \begin{bmatrix} \frac{\partial \psi(r_{11})}{\partial y} & \cdots & \frac{\partial \psi(r_{1K})}{\partial y} & 0 & 0 & 1 & 0 \\ & & \vdots & & & & \\ \frac{\partial \psi(r_{S1})}{\partial y} & \cdots & \frac{\partial \psi(r_{SK})}{\partial y} & 0 & 0 & 1 & 0 \end{bmatrix} [w_{x1}, \cdots, w_{xK}, a_{x1}, a_{xx}, a_{xy}, a_{xz}]^{\mathrm{T}} \tag{5-12}$$

令：

$$\boldsymbol{H}_{xy} = \begin{bmatrix} \frac{\partial \psi(r_{11})}{\partial y} & \cdots & \frac{\partial \psi(r_{1K})}{\partial y} & 0 & 0 & 1 & 0 \\ & & \vdots & & & & \\ \frac{\partial \psi(r_{S1})}{\partial y} & \cdots & \frac{\partial \psi(r_{SK})}{\partial y} & 0 & 0 & 1 & 0 \end{bmatrix} \tag{5-13}$$

$$\boldsymbol{w}_x = [w_{x1}, \cdots, w_{xK}, a_{x1}, a_{xx}, a_{xy}, a_{xz}]^{\mathrm{T}} \tag{5-14}$$

则可以表达：

$$\begin{bmatrix} \dfrac{\partial f_x(x_1, y_1, z_1)}{\partial y} \\ \dfrac{\partial f_x(x_2, y_2, z_2)}{\partial y} \\ \vdots \\ \dfrac{\partial f_x(x_S, y_S, z_S)}{\partial y} \end{bmatrix} = \boldsymbol{H}_{xy}\boldsymbol{w}_x \tag{5-15}$$

类似地，可以得到：

$$\boldsymbol{H}_{xz} = \begin{bmatrix} \dfrac{\partial \psi(r_{11})}{\partial z} & \cdots & \dfrac{\partial \psi(r_{1K})}{\partial z} & 0 & 0 & 0 & 1 \\ & & \vdots & & & & \\ \dfrac{\partial \psi(r_{S1})}{\partial z} & \cdots & \dfrac{\partial \psi(r_{SK})}{\partial z} & 0 & 0 & 0 & 1 \end{bmatrix} \tag{5-16}$$

$$\begin{bmatrix} \dfrac{\partial f_x(x_1, y_1, z_1)}{\partial z} \\ \dfrac{\partial f_x(x_2, y_2, z_2)}{\partial z} \\ \vdots \\ \dfrac{\partial f_x(x_S, y_S, z_S)}{\partial z} \end{bmatrix} = \boldsymbol{H}_{xz}\boldsymbol{w}_x \tag{5-17}$$

$$\boldsymbol{H}_{yx} = \begin{bmatrix} \dfrac{\partial \psi(r_{11})}{\partial x} & \cdots & \dfrac{\partial \psi(r_{1K})}{\partial x} & 0 & 1 & 0 & 0 \\ & & \vdots & & & & \\ \dfrac{\partial \psi(r_{S1})}{\partial x} & \cdots & \dfrac{\partial \psi(r_{SK})}{\partial x} & 0 & 1 & 0 & 0 \end{bmatrix} \tag{5-18}$$

$$\boldsymbol{w}_y = [w_{y1}, \cdots, w_{yK}, a_{y1}, a_{yx}, a_{yy}, a_{yz}]^{\mathrm{T}} \tag{5-19}$$

$$\begin{bmatrix} \frac{\partial f_y(x_1, y_1, z_1)}{\partial x} \\ \frac{\partial f_y(x_2, y_2, z_2)}{\partial x} \\ \vdots \\ \frac{\partial f_y(x_S, y_S, z_S)}{\partial x} \end{bmatrix} = \boldsymbol{H}_{yx}\boldsymbol{w}_y \tag{5-20}$$

$$\boldsymbol{H}_{yz} = \begin{bmatrix} \frac{\partial \psi(r_{11})}{\partial z} & \cdots & \frac{\partial \psi(r_{1K})}{\partial z} & 0 & 0 & 0 & 1 \\ & & \vdots & & & & \\ \frac{\partial \psi(r_{S1})}{\partial z} & \cdots & \frac{\partial \psi(r_{SK})}{\partial z} & 0 & 0 & 0 & 1 \end{bmatrix} \tag{5-21}$$

$$\begin{bmatrix} \frac{\partial f_y(x_1, y_1, z_1)}{\partial z} \\ \frac{\partial f_y(x_2, y_2, z_2)}{\partial z} \\ \vdots \\ \frac{\partial f_y(x_S, y_S, z_S)}{\partial z} \end{bmatrix} = \boldsymbol{H}_{yz}\boldsymbol{w}_y \tag{5-22}$$

$$\boldsymbol{H}_{zx} = \begin{bmatrix} \frac{\partial \psi(r_{11})}{\partial x} & \cdots & \frac{\partial \psi(r_{1K})}{\partial x} & 0 & 1 & 0 & 0 \\ & & \vdots & & & & \\ \frac{\partial \psi(r_{S1})}{\partial x} & \cdots & \frac{\partial \psi(r_{SK})}{\partial x} & 0 & 1 & 0 & 0 \end{bmatrix} \tag{5-23}$$

$$\boldsymbol{w}_z = [w_{z1}, \cdots, w_{zK}, a_{z1}, a_{zx}, a_{zy}, a_{zz}]^{\mathrm{T}} \tag{5-24}$$

$$\begin{bmatrix} \dfrac{\partial f_z(x_1, y_1, z_1)}{\partial x} \\ \dfrac{\partial f_z(x_2, y_2, z_2)}{\partial x} \\ \vdots \\ \dfrac{\partial f_z(x_S, y_S, z_S)}{\partial x} \end{bmatrix} = \boldsymbol{H}_{zx}\boldsymbol{w}_z \tag{5-25}$$

$$\boldsymbol{H}_{zy} = \begin{bmatrix} \dfrac{\partial\psi(r_{11})}{\partial y} & \cdots & \dfrac{\partial\psi(r_{1K})}{\partial y} & 0 & 0 & 1 & 0 \\ & \vdots & & & & & \\ \dfrac{\partial\psi(r_{S1})}{\partial y} & \cdots & \dfrac{\partial\psi(r_{SK})}{\partial y} & 0 & 0 & 1 & 0 \end{bmatrix} \tag{5-26}$$

$$\begin{bmatrix} \dfrac{\partial f_z(x_1, y_1, z_1)}{\partial y} \\ \dfrac{\partial f_z(x_2, y_2, z_2)}{\partial y} \\ \vdots \\ \dfrac{\partial f_z(x_S, y_S, z_S)}{\partial y} \end{bmatrix} = \boldsymbol{H}_{zy}\boldsymbol{w}_z \tag{5-27}$$

其中，矩阵 $\boldsymbol{H}_{xy}$、$\boldsymbol{H}_{xz}$、$\boldsymbol{H}_{yx}$、$\boldsymbol{H}_{yz}$、$\boldsymbol{H}_{zx}$、$\boldsymbol{H}_{zy}$ 的大小为 $S \times (K+4)$。根据前面的分析可知，为增强形变场的拓扑保持能力，希望 $\sum_{i=1}^{S}\left(\dfrac{\partial f_x(x_i, y_i, z_i)}{\partial y}\right)^2$（$S$ 表示参与配准的体中所有离散点的个数）尽可能小，即等效于 $\|\boldsymbol{H}_{xy}\boldsymbol{w}_x\|_2^2$ 尽量小。同理，$\|\boldsymbol{H}_{xz}\boldsymbol{w}_x\|_2^2$、$\|\boldsymbol{H}_{yx}\boldsymbol{w}_y\|_2^2$、$\|\boldsymbol{H}_{yz}\boldsymbol{w}_y\|_2^2$、$\|\boldsymbol{H}_{zx}\boldsymbol{w}_z\|_2^2$、$\|\boldsymbol{H}_{zy}\boldsymbol{w}_z\|_2^2$ 也应尽量小。所以，拓扑保持算子可以定义为以下形式：

$$\|\boldsymbol{\Gamma}_x\boldsymbol{w}_x\|_2^2 = \|\boldsymbol{H}_{xy}\boldsymbol{w}_x\|_2^2 + \|\boldsymbol{H}_{xz}\boldsymbol{w}_x\|_2^2 \tag{5-28}$$

$$\|\boldsymbol{\Gamma}_y\boldsymbol{w}_y\|_2^2 = \|\boldsymbol{H}_{yx}\boldsymbol{w}_y\|_2^2 + \|\boldsymbol{H}_{yz}\boldsymbol{w}_y\|_2^2 \tag{5-29}$$

$$\|\boldsymbol{\Gamma}_z\boldsymbol{w}_z\|_2^2 = \|\boldsymbol{H}_{zx}\boldsymbol{w}_z\|_2^2 + \|\boldsymbol{H}_{zy}\boldsymbol{w}_z\|_2^2 \tag{5-30}$$

其中 Γ 表示拓扑保持算子。

5.2.3　平滑约束

平滑约束是为了对形变场的过度扭曲进行惩罚。平滑约束一般用扭曲能量表达，第 c 维的扭曲能量可表达为 $\| \Lambda f_c \|_2^2$，其中，Λ 表示平滑约束算子，$c \in \{x, y, z\}$。需要得到该表达式与形变参数$\boldsymbol{w}_c$ 的关系，以推导其解析表达式。根据 Wahba[166] 等提出的结论，$\| \Lambda f_c \|_2^2$ 可转变如下：

$$\| \Lambda f_c \|_2^2 = \boldsymbol{w}_{c1}^T \boldsymbol{\Psi} \boldsymbol{w}_{c1} \tag{5-31}$$

其中，$\boldsymbol{w}_{c1}$ 为弹性变换系数，$\boldsymbol{\Psi}$ 是矩阵：

$$\boldsymbol{\Psi} = \begin{bmatrix} \psi(r_{11}) & \psi(r_{12}) & \cdots & \psi(r_{1K}) \\ \psi(r_{21}) & \psi(r_{22}) & \cdots & \psi(r_{2K}) \\ \vdots & \vdots & \ddots & \vdots \\ \psi(r_{K1}) & \psi(r_{K2}) & \cdots & \psi(r_{KK}) \end{bmatrix} \tag{5-32}$$

把 $\boldsymbol{\Psi}$ 扩展为矩阵 $\boldsymbol{O}$：

$$\boldsymbol{O} = \begin{bmatrix} \boldsymbol{\Psi} & \boldsymbol{0}_{K\times 4} \\ \boldsymbol{0}_{4\times K} & \boldsymbol{0}_{4\times 4} \end{bmatrix} \tag{5-33}$$

则式(5－31)可进一步表示：

$$\| \Lambda f_c \|_2^2 = \boldsymbol{w}_c^T \boldsymbol{O}\, w_c \tag{5-34}$$

5.2.4　正则化约束的形变模型

根据对前面分析的形变函数的约束项的讨论，在 m_{ij}已知的情况下，本书构建了第 c 维形变函数的求解模型：

$$\min_{f_c} \sum_{j=1}^{N} \sum_{i=1}^{K} \frac{m_{ij}}{2} \| v_j^c - \boldsymbol{b}_i^T \boldsymbol{w}_c \|_2^2 + \lambda_h \boldsymbol{w}_c^T \boldsymbol{O} \boldsymbol{w}_c + \\ \lambda_t \| \boldsymbol{\Gamma}_c \boldsymbol{w}_c \|_2^2 + \lambda_1 \| \boldsymbol{w}_{c1} \|_1 + \lambda_2 \| \boldsymbol{w}_{c2} \|_2^2 \tag{5-35}$$

$\boldsymbol{w}_c = [\boldsymbol{w}_{c1}, \boldsymbol{w}_{c2}]^T$ 是形变函数的系数，$\boldsymbol{w}_{c1}$是弹性变换部分的系数，$\boldsymbol{w}_{c2}$是仿射变换部分的系数；$\lambda_h \boldsymbol{w}_c^T \boldsymbol{O} \boldsymbol{w}_c$ 表示平滑约束项，λ_h 为平滑约束项的权重系数；$\lambda_t \| \boldsymbol{\Gamma}_c \boldsymbol{w}_c \|_2^2$ 表示拓扑保持约束项，λ_t 为拓扑保持约束项的权重系数；$\lambda_1 \| \boldsymbol{w}_{c1} \|_1$表示变换函数的弹性变换系数的 L1 范数约束项，并且采用紧支撑径

向基系数来确保控制点对函数的局部影响，λ_1 为 L1 范数约束项的权重系数；$\lambda_2 \| \boldsymbol{w}_{c2} \|_2^2$ 表示变换函数的仿射变换系数的 L2 范数约束项，相当于对变换函数进行全局平滑约束，λ_2 为 L2 范数约束项的权重系数。

5.3　变换函数模型求解

模型(5－35)是一个非线性凸优化问题，下面讨论该模型的求解过程，以 x 方向为例，即 $c=x$，则模型(5－35)可按下式表示：

$$\min_{f_x} \sum_{j=1}^{N} \sum_{i=1}^{K} \frac{m_{ij}}{2} \| v_j^x - \boldsymbol{b}_i^{\mathrm{T}} \boldsymbol{w}_x \|_2^2 + \lambda_h \boldsymbol{w}_x^{\mathrm{T}} \boldsymbol{O} \boldsymbol{w}_x + \lambda_t \| \boldsymbol{\Gamma}_x \boldsymbol{w}_x \|_2^2 + \lambda_1 \| \boldsymbol{w}_{x1} \|_1 + \lambda_2 \| \boldsymbol{w}_{x2} \|_2^2 \tag{5-36}$$

令 $\vartheta(\boldsymbol{w}_x) = \sum_{j=1}^{N} \sum_{i=1}^{K} \frac{m_{ij}}{2} \| v_j^x - \boldsymbol{b}_i^{\mathrm{T}} \boldsymbol{w}_x \|_2^2 + \lambda_h \boldsymbol{w}_x{}^{\mathrm{T}} \boldsymbol{O} \boldsymbol{w}_x + \lambda_t \| \boldsymbol{\Gamma}_x \boldsymbol{w}_x \|_2^2$，

则

$$\nabla\vartheta(\boldsymbol{w}_x) = \sum_{j=1}^{N} \sum_{i=1}^{K} m_{ij} \boldsymbol{b}_i (\boldsymbol{b}_i^{\mathrm{T}} \boldsymbol{w}_x - v_j^x) + 2\lambda_h \boldsymbol{O} \boldsymbol{w}_x + 2\lambda_t (\boldsymbol{H}_{xy}^{\mathrm{T}} \boldsymbol{H}_{xy} + \boldsymbol{H}_{xz}^{\mathrm{T}} \boldsymbol{H}_{xz}) \boldsymbol{w}_x \tag{5-37}$$

采用基于梯度的快速迭代收缩阈值算法[154]来求解模型(5－36)，生成迭代序列：

$$\boldsymbol{w}_x^k = \arg \min_{\boldsymbol{w}_x} \frac{L}{2} \| \boldsymbol{w}_x - \hat{\boldsymbol{w}}_x^k \|_2^2 + \lambda_1 \| \boldsymbol{w}_{x1} \|_1 + \lambda_2 \| \boldsymbol{w}_{x2} \|_2^2 \tag{5-38}$$

其中，$\boldsymbol{w}_x^k$ 是第 k 代的迭代结果，$\hat{\boldsymbol{w}}_x^k = \boldsymbol{w}_x^{k-1} - (1/L) \nabla\vartheta(\boldsymbol{w}_x^{k-1})$，$L$ 为 Lipschitz 常数。由于优化模型(5－38)的 $\boldsymbol{w}_x$ 向量的每个元素彼此独立，因此，$\boldsymbol{w}_x^k$ 的每一个元素能够独立更新。假设 $\boldsymbol{w}_x^k[n]$ 和 $\hat{\boldsymbol{w}}_x^k[n]$ 分别为 $\boldsymbol{w}_x^k$ 和 $\hat{\boldsymbol{w}}_x^k$ 的第 n 个组成部分，那么前面 K 部分元素可以通过下式估计：

$$\boldsymbol{w}_x^k[n] = \Upsilon_{\lambda_1/L}(\hat{\boldsymbol{w}}_x^k[n]), \ n=1, \cdots, K \tag{5-39}$$

其中，$\Upsilon_{\lambda_1/L}(\hat{\boldsymbol{w}}_x^k[n]) = \max\{ |\hat{\boldsymbol{w}}_x^k[n]| - \lambda_1/L, 0 \} \operatorname{sgn}(\hat{\boldsymbol{w}}_x^k[n])$。$w_x^k$ 的其他部分可以通过下式计算：

$$\boldsymbol{w}_x^k[n] = \frac{\hat{\boldsymbol{w}}_x^k[n]}{2\lambda_2 + L}, \ n = K+1, \cdots, K+4 \tag{5-40}$$

5.4 算法总结

在本章的点集匹配模型(5－1)中，在点集给定的情况下，点集匹配模型(5－1)可以根据 EM 算法进行求解。

在 E 步，根据下式计算点的对应关系 m_{ij} 的值[104]：

$$m_{ij}=\frac{1}{\tau}\exp\left(-\frac{\|v_j-f(u_i)\|_2^2}{2\tau}\right) \tag{5-41}$$

其中，τ 为逐步减小的参数，$f(u_i)$ 为 u_i 的映射位置。

在 M 步，可以根据式(5－5)和(5－35)计算变换函数 f。L1 正则化约束的点集匹配算法可以用算法(5－1)描述。

算法(5－1)　基于 L1 范数与拓扑保持约束的点集匹配算法

(1) 初始化参数 τ，λ_1，λ_2；

(2) 用式(5－41)计算对应矩阵 $\boldsymbol{M}$，并对其进行行列归一化；

(3) 采用式(5－5)和(5－35)来估计变换函数 f；

(4) 如果终止条件不满足，继续执行(2)；否则，输出配准结果

以 x 方向为例，形变函数的求解模型(5－36)的迭代算法可以总结如算法(5－2)。

算法(5 - 2)　优化模型(5 - 36)的求解过程

(1)初始化，计算 $\nabla\vartheta(\boldsymbol{w}_x)$ 的 Lipschitz 常数 L，令 $\boldsymbol{y}^1=\boldsymbol{w}_x^0$，$t^1=1$，$k=1$；

(2)计算 $\hat{\boldsymbol{y}}^{k+1}=\boldsymbol{y}^k-(1/L)\nabla\vartheta(\boldsymbol{y}^k)$；

(3)用式(5 - 39)计算 $\boldsymbol{w}_x^k$ 的前 K 个元素，$\boldsymbol{w}_x^k[n]=Y_{\lambda_1/L}(\hat{\boldsymbol{y}}^{k+1}[n])$，$n=1,\cdots,K$; 同时用式(5 - 40)计算 $\boldsymbol{w}_x^k$ 的其他元素值，$\boldsymbol{w}_x^k[n]=\dfrac{\hat{\boldsymbol{y}}^{k+1}[n]}{2\lambda_2+L}$，$n=K+1,\cdots,K+4$；

(4)计算 $t^{k+1}=(1+\sqrt{1+4(t^k)^2})/2$；

(5)计算 $\boldsymbol{y}^{k+1}=\boldsymbol{w}_x^k+((t^k-1)/t^{k+1})(\boldsymbol{w}_x^k-\boldsymbol{w}_x^{k-1})$；

(6)$k=k+1$；

(7)如果终止条件完成，退出循环；否则，执行步骤(2)

5.5　实验结果分析

为评价本章算法的性能，本书分别采用二维点集、DIR - lab 肺数据集、POPI - model 肺数据集、CREATIS 肺数据集对本章算法进行测试。为比较不同算法性能，本书选用了 TPS - RPM 算法[104]、GMM - CPD 算法[105]和本章算法进行比较。在本章算法中，紧支撑径向基参数 d 被设置为 0.5。对于二维实验，逐步减小的参数的初始值 $\tau=0.015$，正则化参数 $\lambda_1=5\times10^{-4}$ 和 $\lambda_2=10^{-7}$，以上参数的衰减率为 0.94。对于三维肺数据集实验，参数 $\tau=10^{-3}$，$\lambda_1=0.1$，$\lambda_2=0.005$，τ 的衰减率为 0.94，λ_1 和 λ_2 的衰减率为 0.86。

5.5.1　评价指标

(1)扭曲能量

以三维为例，变换函数 f 的扭曲能量函数 I_f 定义如下：

$$I_{\mathrm{f}}=\iiint_{\boldsymbol{R}^3}\left(\left(\frac{\partial^2 f}{\partial x^2}\right)^2+2\left(\frac{\partial^2 f}{\partial x\partial y}\right)^2+2\left(\frac{\partial^2 f}{\partial y\partial z}\right)^2+2\left(\frac{\partial^2 f}{\partial z\partial x}\right)^2+\left(\frac{\partial^2 f}{\partial y^2}\right)^2+\left(\frac{\partial^2 f}{\partial z^2}\right)^2\right)\mathrm{d}x\mathrm{d}y\mathrm{d}z \tag{5-42}$$

为评价变换函数 f 的平滑性，本书采用扭曲能量函数 I_f 来量化变换函数。扭曲能量 I_f 越小，变换函数越平滑。

(2)拓扑保持

如式(5－6)所示，形变场雅可比行列式值 >1 的区域表示体扩张，<1 的区域表示体收缩，=1 表示体保持。本书定义体素 u 的体保持测度公式：$Mjac(u) = |det(u) - 1|$，$Mjac$ 越小，表示形变场的体保持越好。雅可比行列式的值 >0 表示图像配准能够拓扑保持。

(3)剪切应变

以 XY 平面的坐标系为例，如图 5－5 所示，剪切应变的定义为矢量 $\overline{A'D'}$ 和 $\overline{A'B'}$ 角度改变之和[167]：

$$\gamma_{xy} = |\alpha| + |\beta| \tag{5-43}$$

根据图 5－5 的几何意义，可以得到：

$$\tan\alpha = \frac{\frac{\partial u_y}{\partial x}}{1 + \frac{\partial u_x}{\partial x}} \tag{5-44}$$

$$\tan\beta = \frac{\frac{\partial u_x}{\partial y}}{1 + \frac{\partial u_y}{\partial y}} \tag{5-45}$$

对于小的位移梯度，通常可以理解为 $\left|\frac{\partial u_x}{\partial x}\right| \ll 1$，$\left|\frac{\partial u_y}{\partial y}\right| \ll 1$；而对于小的角度，如 $|\alpha| \ll 1$ 且 $|\beta| \ll 1$，这时可以近似得到 $\tan\alpha \approx \alpha$，$\tan\beta \approx \beta$；那么，根据式(5－44)和(5－45)，可以得到 $\alpha \approx \frac{\partial u_y}{\partial x}$，$\beta \approx \frac{\partial u_x}{\partial y}$，因此可以得到：

$$\gamma_{xy} = |\alpha| + |\beta| = \left|\frac{\partial u_y}{\partial x}\right| + \left|\frac{\partial u_x}{\partial y}\right| \tag{5-46}$$

同理可得，YZ 平面的剪切应变 $\gamma_{yz} = \left|\frac{\partial u_y}{\partial z}\right| + \left|\frac{\partial u_z}{\partial y}\right|$，$XZ$ 平面的剪切应变 $\gamma_{xz} = \left|\frac{\partial u_z}{\partial x}\right| + \left|\frac{\partial u_x}{\partial z}\right|$。根据以上结论，可以定义三维的剪切应变的大小：

$$\gamma_{xyz} = \gamma_{xy} + \gamma_{yz} + \gamma_{xz} \tag{5-47}$$

以三维为例，通过式(5－47)得到的剪切应变表达式正好可以描述式(5－6)的非对角线元素的绝对值之和。前文已经分析了正则化式(5－6)的非对角线元素可以提高变换函数的拓扑保持的概率，现采用剪切应变式(5－47)来度量正则化式(5－6)的效果。当剪切应变式(5－47)越小，且式(5－9)的 *Top* 表达式 >0 时，其 *Top* 绝对值也越小，那么式(5－6)的行列式值越大，这表明形变场的拓扑保持性能越强。以上分析表明：当形变场的剪切应变越小时，算法的形变场具有拓扑保持的概率越大。

5.5.2　二维数据集

本章采用曲线、圆圈、鱼、福字这个几个公测点集来比较不同算法的性能，如图5－6所示。在(a)中，源点集为星号点，目标点集为圆圈。(b)、(c)、(d)分别为TPS－RPM、GMM－CPD和本章算法的结果，其中源点集通过上述三种算法得到的映射点位置为星号，目标点集为圆圈。从图中可以看出，本章算法的总体配准效果较好。为定量分析以上3种算法的性能，本书将从拓扑保持、平滑性、体保持、剪切应变等4个方面对算法的配准效果进行量化分析。

表5－1表示各算法在二维点集匹配后其拓扑保持的情况。从表中可以看出，TPS－RPM和GMM－CPD算法在复杂点集匹配的情况下，形变场中有少量体素的雅可比值为负，也就是会发生拓扑不保持，而本章算法则很好地保持了形变场的拓扑结构，在拓扑保持方面更具鲁棒性。表5－2表示二维点集匹配后形变场中所有体素的平均剪切应变值 γ_{xy} 的大小。从表中可以看出本章算法除在“鱼”测试点集的 γ_{xy} 略大于GMM－CPD算法和在“曲线＋离群点”测试点集的 γ_{xy} 略大于TPS－RPW算法外，其他测试点集的 γ_{xy} 是最小的，且总的平均值最小。这说明本章算法在点集匹配过程中，拓扑保持性能优于其他两种算法，这也从另一方面验证了表5－1结果的正确性。表5－3表示各算法在二维点集匹配后形变场中所有体素的平均扭曲能量值，其计算公式如式(5－42)所示。从表5－3可以看出，本章算法配准后得到的体素扭曲能量平均值相对较大，这说明本章算法在平滑性方面相对于其他算法，其性能弱一些。表5－4表示各算法在二维点集匹配后形变场中所有体素的平均体保持值 *Mjac*，可以看出，本章算法的体保持值是最小的，这说明本章算法的体保持效果较好。

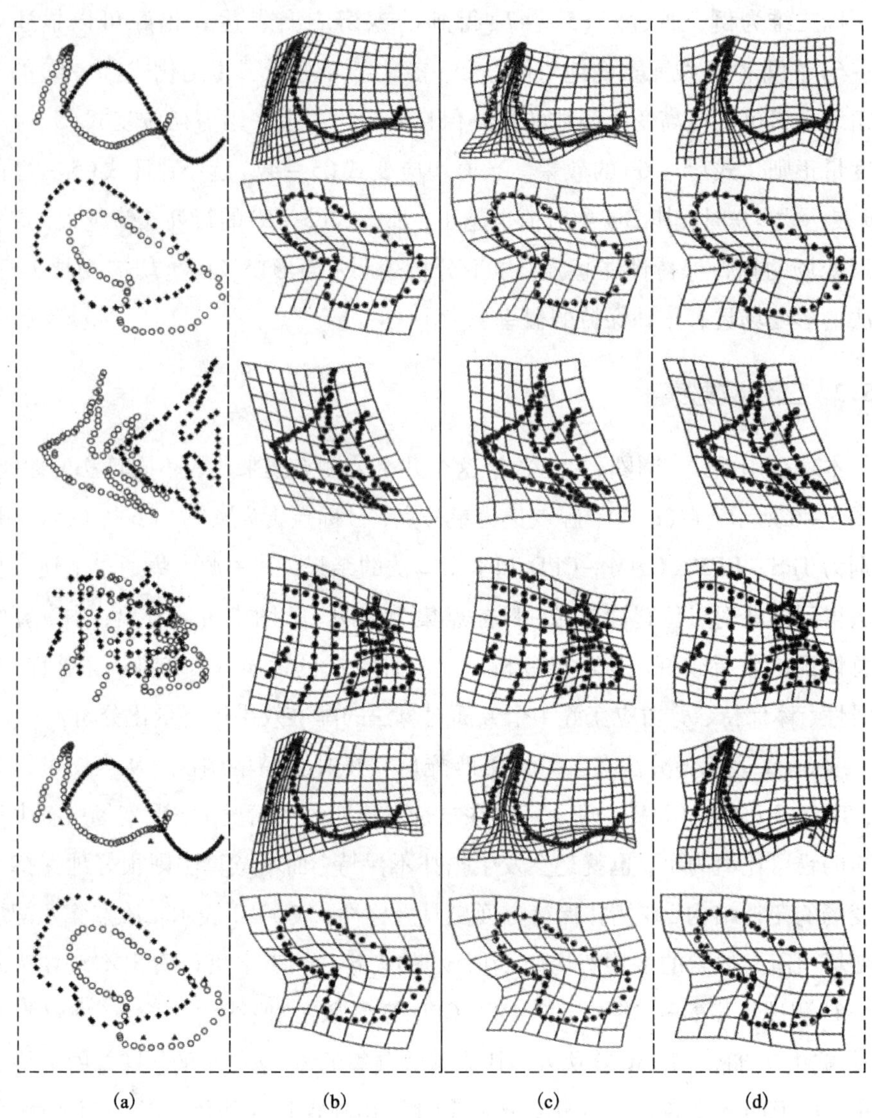

图 5－6 二维点集匹配结果

(a)初始点集；(b)TPS－RPM；(c)GMM－CPD；(d)本章算法。圆圈表示目标点集，三角形表示在目标点集加入的离群点，(a)中的星号表示源点集；(b)、(c)、(d)的星号表示源点集在目标图像的映射点。各小图中第 1 行表示曲线点集，第 2 行表示圆圈点集，第 3 行表示鱼点集，第 4 行表示福字点集，第 5 行表示曲线点集加入离群点，第 6 行表示圆圈点集加入离群点

表 5-1　各算法在二维点集匹配后雅可比值为负的体素数量

点集	TPS-RPM	GMM-CPD	本章算法
曲线	0	63	0
圆圈	0	0	0
鱼	0	0	0
福字	0	0	0
曲线+离群点	5	73	0
圆圈+离群点	0	0	0

表 5-2　各算法在二维点集匹配后所有体素的平均剪切应变值

点集	TPS-RPM	GMM-CPD	本章算法
曲线	0.4414	0.4468	0.3822
圆圈	0.4133	0.4781	0.3563
鱼	0.5440	0.4283	0.4980
福字	0.3607	0.3704	0.3288
曲线+离群点	0.3792	0.4299	0.3952
圆圈+离群点	0.4207	0.4929	0.3507
平均值	0.4266	0.4411	0.3852

表 5 – 3　各算法在二维点集匹配后所有体素的平均扭曲能量值

点集	TPS – RPM (10^{-3})	GMM – CPD (10^{-3})	本章算法 (10^{-3})
曲线	0.91	1.80	2.20
圆圈	1.60	1.80	2.00
鱼	0.44	0.85	0.59
福字	0.76	0.98	1.30
曲线 + 离群点	1.40	1.90	2.40
圆圈 + 离群点	1.80	1.80	2.10
平均值	1.15	1.52	1.77

表 5 – 4　各算法在二维点集匹配后所有体素的平均体保持值

点集	TPS – RPM	GMM – CPD	本章算法
曲线	0.3679	0.4016	0.3337
圆圈	0.2155	0.2254	0.2100
鱼	0.2366	0.2599	0.2041
福字	0.2952	0.2890	0.2727
曲线 + 离群点	0.3610	0.4026	0.3223
圆圈 + 离群点	0.2146	0.2108	0.1908
平均值	0.2818	0.2982	0.2556

为验证本章算法的求解模型(5 – 35)中各正则化项在二维点集匹配过程中对整个算法的影响，本章拟分别测试各退化模型的性能：(1)基本点集匹配算法，即没有引入平滑项和拓扑保持项，即 RPM – L1；(2)在基本点集匹配算法的基础上，引入平滑项，即 RPM – S；(3)在基本点集匹配算法的基础上，引入拓扑保持项，即 RPM – T。需要说明的是，这 3 种退化算法都保留了 L1 和 L2 范数约束。表 5 – 5 和表 5 – 6 从拓扑保持的角度对算法进行定量分析，表 5 – 7 从平滑性的角度对算法进行定量分析。

表5－5 本章算法各退化模型的雅可比值为负的体素数量

点集	RPM－L1	RPM－S	RPM－T	本章算法
曲线	171	0	0	0
圆圈	0	0	0	0
鱼	0	0	0	0
福字	0	0	0	0
曲线＋离群点	0	0	0	0
圆圈＋离群点	0	0	0	0

表5－6 本章算法各退化模型的所有体素的平均剪切应变值

点集	RPM－L1	RPM－S	RPM－T	本章算法
曲线	0.4660	0.4023	0.3930	0.3822
圆圈	0.3956	0.3797	0.3553	0.3563
鱼	0.5487	0.5438	0.5003	0.4980
福字	0.3354	0.3344	0.3295	0.3288
曲线＋离群点	0.4281	0.4280	0.3903	0.3952
圆圈＋离群点	0.4009	0.3723	0.3501	0.3507
平均值	0.4291	0.4101	0.3864	0.3852

表5－7 本章算法各退化模型的所有体素的平均扭曲能量值

点集	RPM－L1(10^{-3})	RPM－S(10^{-3})	RPM－T(10^{-3})	本章算法(10^{-3})
曲线	2.80	2.40	2.40	2.20
圆圈	2.20	2.10	2.10	2.00
鱼	0.58	0.58	0.59	0.59
福字	1.40	1.40	1.40	1.30
曲线＋离群点	3.10	2.70	2.40	2.40
圆圈＋离群点	2.40	2.20	2.10	2.10
平均值	2.08	1.90	1.83	1.77

表5－5表示本章算法各退化模型的雅可比为负的体素数量。从表中可以看出，本章算法模型在缺少平滑约束和拓扑保持约束的情况下，其拓扑保持性能会下降，如表中曲线点的匹配结果，出现了拓扑不保持的情况。表5－6表示本章算法各退化模型的体素的剪切应变值γ_{xy}，从表中可以看出，引入平滑项和拓扑保持项都能够减少剪切应变的值，但由于平滑项的主要作用是对形变场的过度扭曲进行惩罚，因此在RPM－T算法的基础上引入平滑项，其拓扑保持性能不一定增强，甚至可能略下降。表5－7表示本章算法各退化模型的各体素的平均扭曲能量值，从表中可以看出，本章算法加入平滑约束能有效降低扭曲能量值，而对于拓扑保持约束来说，大部分点集匹配也能够降低扭曲能量值。

5.5.3 三维肺数据集

为进一步验证各算法的有效性，本书采用DIR－lab、POPI－model、CREATIS等三维肺数据集来评价TPS－RPM算法、GMM－CPD算法和本章算法的性能。

(1)在DIR－lab和POPI－model数据集中评价各算法的性能

在本实验中，最大呼入相位图像作为源图像，其他相位图像作为目标图像。特别要说明的是，DIR－lab和POPI－model数据集提取的特征点的离群点数相对于CREATIS数据集是比较少的。目标配准误差被用来度量TPS－RPM、GMM－CPD和本章算法的配准精度。表5－8列出了DIR－lab数据集每个case的6个相位的75个专家标志点和POPI－model数据集10个相位的37个专家标志点的目标配准误差的平均值(和标准偏差)。表的最后一行提供了787个专家标志点的目标配准误差的平均值(和标准偏差)，且TPS－RPM、GMM－CPD和本章算法的787个专家标志点的目标配准误差的平均值分别为2.33 mm、1.77 mm、1.43 mm。可以看出，本章算法的目标配准误差的平均值最小。

表5－9列出了DIR－lab数据集每个case在最大呼入和最大呼出相位的300个专家标志点的目标配准误差的平均值(和标准偏差)。表的最后一行提供了3000个专家标志点的目标配准误差的平均值(和标准偏差)。从表中可以看出，本章算法的目标配准误差是最小的。

表 5 - 8　DIR - lab(75)和 POPI - model(37)数据集的目标配准误差(mm)

数据集	初始值	TPS - RPM	GMM - CPD	本章算法
DIR - lab case 1	2.18(2.54)	1.51(1.32)	1.24(0.75)	0.85(0.73)
DIR - lab case 2	3.78(3.69)	1.52(1.26)	1.21(0.68)	0.92(0.60)
DIR - lab case 3	5.05(3.82)	1.63(1.15)	1.58(0.80)	1.12(0.68)
DIR - lab case 4	6.69(4.72)	2.19(1.60)	1.88(1.14)	1.53(1.17)
DIR - lab case 5	5.22(4.62)	1.94(1.60)	1.94(1.28)	1.61(1.46)
DIR - lab case 6	7.42(6.56)	2.96(2.87)	2.07(1.53)	1.91(1.75)
DIR - lab case 7	6.66(6.46)	3.20(3.26)	1.85(1.14)	1.56(1.12)
DIR - lab case 8	9.83(8.31)	3.56(3.93)	2.12(1.58)	1.82(1.72)
DIR - lab case 9	5.03(3.79)	2.34(1.65)	2.13(1.03)	1.39(0.75)
DIR - lab case 10	5.42(5.84)	2.81(2.34)	2.04(1.51)	1.87(1.89)
POPI - model	3.68(2.97)	1.90(1.32)	1.38(0.77)	1.15(0.75)
平均值	5.56(5.51)	2.33(2.32)	1.77(1.20)	1.43(1.29)

表 5 - 9　DIR - lab 数据集的 300 个专家标志点的目标配准误差(mm)

Case	初始值	TPS - RPM	GMM - CPD	本章算法
1	3.89(2.78)	1.61(1.24)	1.38(0.69)	0.97(0.65)
2	4.34(3.90)	1.58(1.20)	1.33(0.66)	0.99(0.56)
3	6.94(4.05)	1.71(1.34)	1.67(0.82)	1.21(0.68)
4	9.83(4.86)	2.01(1.31)	2.06(1.16)	1.60(1.03)
5	7.48(5.51)	2.32(1.95)	2.19(1.52)	1.95(1.91)
6	10.89(6.97)	3.63(3.35)	2.28(1.12)	1.82(1.15)
7	11.03(7.43)	5.18(4.84)	2.21(1.07)	2.21(1.75)
8	14.99(9.01)	6.05(5.75)	2.29(1.39)	1.98(1.62)
9	7.92(3.98)	2.39(1.47)	2.23(0.93)	1.59(0.82)
10	7.30(6.35)	2.49(1.82)	2.24(1.24)	1.96(2.14)
平均值	8.46(6.58)	2.90(3.25)	1.93(1.14)	1.63(1.41)

为了更直观地观察 DIR－lab 数据集的目标配准误差，本书采用箱线图来表达本章算法的目标配准误差的详细信息，如图 5－7 所示。(a)表示 DIR－lab 数据集的 750 个专家标志点在 6 个相位的目标配准误差的箱线图。(b)表示 DIR－lab数据集的 3000 个专家标志点在最大呼入和最大呼出相位的目标配准误差的箱线图。在(a)中，本章算法每个相位的异常值和 GMM－CPD 算法的异常值基本相当，且都明显少于 TPS－RPM 算法。如表 5－8 所示，本章算法的目标配准误差在 3 个算法中是最小的，但目标配准误差的标准偏差和 GMM－CPD 算法相当。在(b)中，本章算法的异常值比 GMM－CPD 算法的异常值多，但明显少于 TPS－RPM 算法。

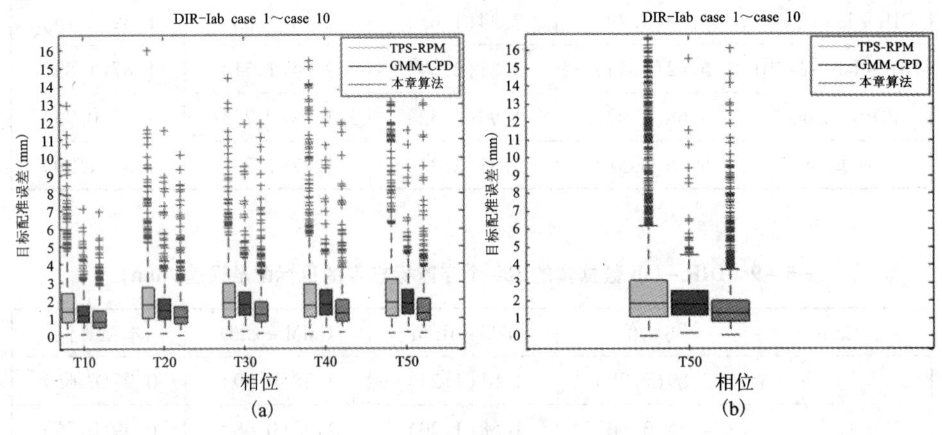

图 5－7　目标配准误差的箱线图

(a) DIR－lab 数据集的 750 个专家标志点在 6 个相位的目标配准误差的箱线图；(b) DIR－lab 数据集的 3000 个专家标志点在最大呼入和最大呼出相位的目标配准误差的箱线图

下文分析各算法的形变场在 DIR－lab 和 POPI－model 数据集中的拓扑保持、平滑性和体保持性能。表 5－10 表示 DIR－lab 和 POPI－model 数据集的形变场每个 case 所有体素的剪切应变的平均值，从表中可以看出本章算法的剪切应变的平均值是最小的，这说明本章算法在配准过程中，拓扑保持的性能优于其他两种算法。表 5－11 表示 DIR－lab 和 POPI－model 数据集的每个 case 所有体素扭曲能量的平均值，从表中可以看到本章算法的扭曲能量的平均值明显小于 TPS - RPM 算法。在 DIR - lab 和 POPI - model 数据集的 11 个 case 中，GMM - CPD 算法总的平均扭曲能量值为 62.4361×10^{-5}，本章算法总的平均扭曲能量值为 49.9766×10^{-5}，可以看出本章算法的总平均扭曲能量值比 GMM - CPD算法小。这说明本章算法的平滑性明显优于 TPS - RPM 算法，且和 GMM - CPD 算法相当。表 5 - 12 表示 DIR - lab 和 POPI - model 数据集的每个 case 所有体素的体保持值的平均值，从表中可以看出本章算法的体保持在大部分 case 中的平均值最小，这说明本章算法在体保持方面的性能在离群点较少的情况下较好。

表 5 - 10　DIR - lab 和 POPI - model 数据集每个 case 的平均剪切应变值

数据集	TPS - RPM	GMM - CPD	本章算法
DIR - lab case 1	0.2511	0.1486	0.0744
DIR - lab case 2	0.3039	0.1648	0.0973
DIR - lab case 3	0.2932	0.2024	0.1137
DIR - lab case 4	0.3108	0.2346	0.1310
DIR - lab case 5	0.3162	0.2613	0.1437
DIR - lab case 6	0.2733	0.3694	0.1450
DIR - lab case 7	0.3327	0.3024	0.2068
DIR - lab case 8	0.3673	0.5156	0.2809
DIR - lab case 9	0.2897	0.5408	0.1436
DIR - lab case 10	0.3363	0.5299	0.2239
POPI - model	0.2788	0.2135	0.0923

表5－11　DIR－lab和POPI－model数据集每个case的平均扭曲能量值

数据集	TPS－RPM（10^{-3}）	GMM－CPD（10^{-5}）	本章算法(10^{-5})
DIR－lab case 1	7.9	1.5946	2.9838
DIR－lab case 2	9.8	0.9228	2.4839
DIR－lab case 3	8.6	1.7842	4.3933
DIR－lab case 4	7.6	2.6751	10.673
DIR－lab case 5	8.7	2.4358	7.8777
DIR－lab case 6	9.5	7.4759	2.5949
DIR－lab case 7	10.3	2.9045	3.4228
DIR－lab case 8	19.7	8.8732	5.9172
DIR－lab case 9	6.2	18.408	1.5850
DIR－lab case 10	13.8	14.266	6.6015
POPI－model	8.4	1.0960	1.4435

表5－12　DIR－lab和POPI－model数据集每个case的平均体保持值

数据集	TPS－RPM	GMM－CPD	本章算法
DIR－lab case 1	0.0980	0.0824	0.0338
DIR－lab case 2	0.1189	0.1034	0.0423
DIR－lab case 3	0.1258	0.1101	0.0586
DIR－lab case 4	0.1389	0.1321	0.0691
DIR－lab case 5	0.1378	0.1186	0.0616
DIR－lab case 6	0.1599	0.1785	0.0908
DIR－lab case 7	0.1701	0.2057	0.1007
DIR－lab case 8	0.2131	0.2456	0.1037
DIR－lab case 9	0.1606	0.1128	0.1152
DIR－lab case 10	0.1625	0.1712	0.1262
POPI－model	0.1288	0.1272	0.0550

图 5 – 8 为 DIR – lab 数据集 case 4、case 5、case 6 的 TPS – RPM，GMM – CPD 和本章算法的形变图像和目标图像的强度差异图。这里的源图像来自 T50 相位，目标图像来自 T00 相位。图中(c)、(d)、(e)分别表示在轴状面目标图像和 TPS – RPM、GMM – CPD、本章算法产生的形变源图像之间的强度差异图。从图中的总体效果可看出，本章算法的强度差异是最小的，特别是在肺边界部分。

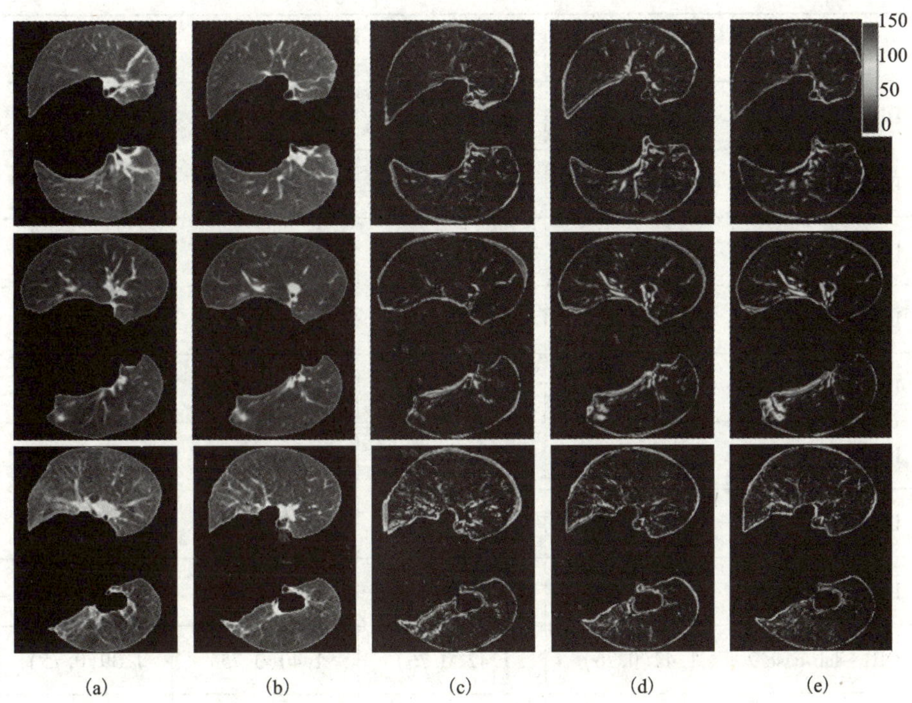

图 5 – 8　DIR – lab 数据集的 case 4、case 5、case 6 在轴状面的配准结果

(a)源图像；(b)目标图像；(c)、(d)、(e)分别为 TPS – RPM，GMM – CPD 和本章算法的源图像的形变图像和目标图像之间的强度差异图。DIR – lab 数据集的 case 4、case 5、case 6 在轴状面的配准结果，分别对应各图第 1、2、3 行

为验证本章算法的求解模型(5 – 35)中各正则项在三维点集匹配中对本算法的影响，下文将在 DIR – lab 和 POPI – model 数据集中测试本章算法各退化模型的性能。表 5 – 13 为各退化模型在 DIR – lab 数据集的 6 个相位的 75 个专家

标志点和 POPI - model 数据集 10 个相位的 37 个专家标志点的目标配准误差的平均值(和标准偏差)。表 5 - 14 为各退化模型在 DIR - lab 数据集的最大呼入和最大呼出相位的 300 个专家标志点的目标配准误差的平均值(和标准偏差)。从这两个表中可以看到，在加入平滑约束项和拓扑保持约束项以后，本章算法的配准精度基本保持不变。

表 5 - 13 各退化模型在 DIR - lab(75) 和 POPI - model(37) 数据集的目标配准误差(mm)

数据集	RPM - L1	RPM - S	RPM - T	本章算法
DIR - lab case 1	0.86(0.73)	0.85(0.72)	0.85(0.73)	0.85(0.73)
DIR - lab case 2	0.91(0.59)	0.91(0.59)	0.91(0.60)	0.92(0.60)
DIR - lab case 3	1.11(0.69)	1.11(0.69)	1.12(0.68)	1.12(0.68)
DIR - lab case 4	1.54(1.17)	1.54(1.17)	1.53(1.16)	1.53(1.17)
DIR - lab case 5	1.59(1.42)	1.59(1.42)	1.60(1.46)	1.61(1.46)
DIR - lab case 6	1.75(1.59)	1.73(1.56)	1.94(1.83)	1.91(1.75)
DIR - lab case 7	1.50(1.05)	1.50(1.05)	1.57(1.12)	1.56(1.12)
DIR - lab case 8	1.82(1.71)	1.81(1.71)	1.82(1.72)	1.82(1.72)
DIR - lab case 9	1.42(0.76)	1.42(0.76)	1.40(0.75)	1.39(0.75)
DIR - lab case 10	1.86(1.88)	1.88(1.91)	1.86(1.90)	1.87(1.89)
POPI - model	1.15(0.75)	1.15(0.74)	1.15(0.76)	1.15(0.75)
平均值	1.41(1.26)	1.41(1.25)	1.43(1.30)	1.43(1.29)

表 5 – 14　各退化模型在 DIR – lab 数据集的 300 个专家标志点的目标配准误差(mm)

Case	RPM – L1	RPM – S	RPM – T	本章算法
1	0.95(0.65)	0.95(0.64)	0.96(0.64)	0.97(0.65)
2	0.99(0.55)	1.00(0.54)	0.99(0.56)	0.99(0.56)
3	1.22(0.68)	1.22(0.68)	1.21(0.68)	1.21(0.68)
4	1.68(1.12)	1.68(1.13)	1.60(1.03)	1.60(1.03)
5	1.85(1.74)	1.84(1.74)	1.94(1.90)	1.95(1.91)
6	1.62(0.86)	1.62(0.85)	1.82(1.11)	1.82(1.15)
7	1.72(0.97)	1.72(0.97)	2.20(1.74)	2.21(1.75)
8	1.94(1.52)	1.95(1.56)	2.01(1.62)	1.98(1.62)
9	1.57(0.80)	1.56(0.80)	1.60(0.83)	1.59(0.82)
10	1.93(2.07)	1.97(2.19)	1.98(2.19)	1.96(2.14)
平均值	1.55(1.25)	1.55(1.27)	1.63(1.41)	1.63(1.41)

表 5 – 15 表示本章算法各退化模型在 DIR – lab 和 POPI – model 数据集的每个 case 的所有体素的剪切应变的平均值。从表中可以看出各 case 在加入拓扑保持正则约束项后，剪切应变的平均值减小了。但要注意的是，本算法在实际迭代运行过程中，考虑到实验所用的计算机的内存限制，每次迭代只选择 6000 个左右雅可比行列式最大值的体素进行拓扑保持约束，这可能在某些极端情况下导致有些 case 的剪切应变值稍微变大。

表 5 – 16 表示本章算法各退化模型在 DIR – lab 和 POPI – model 数据集的每个 case 的所有体素的扭曲能量的平均值。从表中可以看到，本章算法在加入平滑正则约束项以后的扭曲能量的平均值比没有加入平滑正则约束项时明显减小。

表 5 - 15　本算法各退化模型在 DIR - lab 和 POPI - model 数据集的平均剪切应变值

数据集	RPM - L1	RPM - S	RPM - T	本章算法
DIR - lab case 1	0. 0752	0. 0735	0. 0729	0. 0744
DIR - lab case 2	0. 1011	0. 0996	0. 1002	0. 0973
DIR - lab case 3	0. 1229	0. 1237	0. 1124	0. 1137
DIR - lab case 4	0. 1577	0. 1432	0. 1394	0. 1310
DIR - lab case 5	0. 1542	0. 1480	0. 1451	0. 1437
DIR - lab case 6	0. 1785	0. 1946	0. 1632	0. 1450
DIR - lab case 7	0. 1966	0. 2068	0. 1864	0. 2068
DIR - lab case 8	0. 2751	0. 2851	0. 2726	0. 2809
DIR - lab case 9	0. 1945	0. 1773	0. 1551	0. 1436
DIR - lab case 10	0. 1780	0. 1984	0. 1724	0. 2239
POPI - model	0. 1332	0. 1272	0. 1067	0. 0923

表 5 - 16　本算法各退化模型在 DIR - lab 和 POPI - model 数据集的平均扭曲能量值

数据集	RPM - L1 (10^{-5})	RPM - S (10^{-5})	RPM - T (10^{-5})	本章算法 (10^{-5})
DIR - lab case 1	3. 6601	3. 3495	3. 1004	2. 9838
DIR - lab case 2	2. 5683	2. 5295	2. 4814	2. 4839
DIR - lab case 3	4. 6950	4. 5670	4. 4307	4. 3933
DIR - lab case 4	11. 475	10. 694	11. 143	10. 673
DIR - lab case 5	8. 6528	8. 2829	7. 6631	7. 8777
DIR - lab case 6	4. 4435	3. 8866	3. 1080	2. 5949
DIR - lab case 7	3. 6361	3. 3702	3. 4216	3. 4228
DIR - lab case 8	6. 0501	5. 9039	6. 0334	5. 9172
DIR - lab case 9	2. 0912	1. 9674	1. 7904	1. 5850
DIR - lab case 10	7. 9372	6. 6930	7. 3300	6. 6015
POPI - model	1. 8920	1. 6509	1. 6914	1. 4435

(2)在 CREATIS 数据集中评价算法性能

在本实验中，最大呼出相位图像作为源图像，其他相位图像作为目标图像，采用 TPS－RPM、GMM－CPD 和本章算法进行配准。表 5－17 列出了各配准算法在 CREATIS 数据集的每个 case 的最大呼入和最大呼出相位的专家标志点的目标配准误差的平均值(和标准偏差)，最后一行提供了 CREATIS 数据集的所有 case 的 620 个专家标志点的目标配准误差的平均值(和标准偏差)。TPS－RPM、GMM－CPD 和本章算法的目标配准误差的平均值分别为 2.47 mm、2.03 mm、1.77 mm。可以看出，本章算法的目标配准误差的平均值为最小。图 5－9 表示各配准算法在 CREATIS 肺数据集的目标配准误差的箱线图。从图中可以看出，本章算法的平均值是最小的，但其异常值比 GMM－CPD 算法多，这从侧面验证了表 5－17 中所示的本章算法的目标配准误差的标准偏差大于 GMM－CPD 算法的结果。

表 5－17　CREATIS 数据集约 100 个专家标志点的目标配准误差(mm)

Case	初始值	TPS－RPM	GMM－CPD	本章算法
1	6.34(2.95)	1.84(1.56)	1.57(0.85)	1.10(0.62)
2	14.04(7.20)	3.88(2.91)	3.03(1.66)	2.74(2.58)
3	7.67(5.05)	2.69(2.66)	1.89(0.93)	2.03(2.68)
4	7.33(4.89)	1.89(1.85)	2.18(1.61)	1.76(2.15)
5	7.09(5.10)	2.54(2.24)	2.10(1.09)	1.72(1.34)
6	6.68(3.68)	2.01(1.49)	1.47(0.76)	1.33(0.87)
平均值	8.15(5.60)	2.47(2.27)	2.03(1.29)	1.77(1.93)

从表 5－18 可以看到，本章算法的剪切应变的平均值在大部分 case 中都比其他算法小。从表 5－19 可知，且本章算法的扭曲能量的平均值也明显比 TPS－RPM 算法小。由于本章算法的目标配准误差在 case 1 和 case 4 中比 GMM－CPD 算法小，其形变比 GMM－CPD 算法更剧烈，因此本章算法的扭曲能量的

平均值在case 1和case 4中比GMM－CPD算法更大。但从表5－20来看，由于在CREATIS数据集中参与匹配的特征点中含有离群点的比例较大，本章算法的体保持性能相对于其他两种算法更差一些。综上，从CREATIS数据集的验证效果来看，本章算法的在多种性能综合比较中优于其他两种算法。

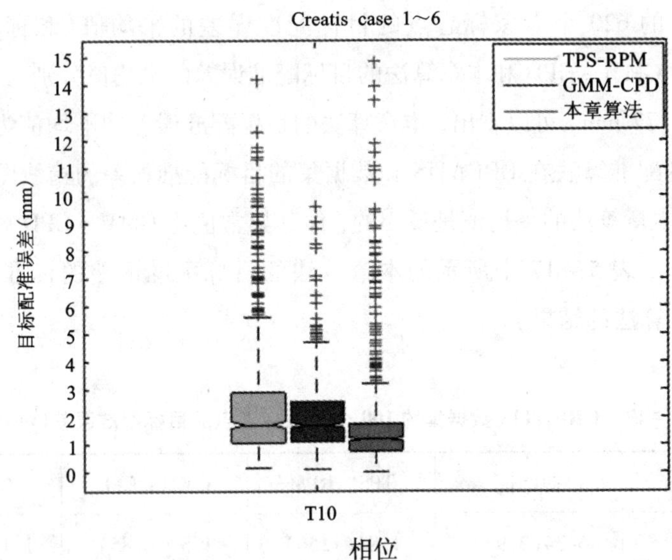

图5－9 CREATIS数据集的620个专家标志点在相位T10的目标配准误差的箱线图

表5－18 CREATIS数据集的每个case的所有体素平均剪切应变值

Case	TPS－RPM	GMM－CPD	本章算法
1	0.3331	0.3305	0.2045
2	0.3816	0.6349	0.2514
3	0.2906	0.4143	0.1982
4	0.2281	0.3362	0.1728
5	0.1932	0.6197	0.1821
6	0.1675	0.3975	0.3336

表 5－19　CREATIS 数据集的每个 case 的所有体素平均扭曲能量值

Case	TPS－RPM（10^{-3}）	GMM－CPD（10^{-5}）	本章算法（10^{-5}）
1	12.5	1.4650	3.3935
2	15.3	5.7422	5.5895
3	8	4.3456	2.4097
4	6.6	2.0768	2.5301
5	3.5	18.433	3.7726
6	3.3	3.9959	2.1009

表 5－20　CREATIS 数据集的每个 case 的所有体素平均体保持值

Case	TPS－RPM	GMM－CPD	本章算法
1	0.1105	0.0747	0.2063
2	0.1322	0.1286	0.3540
3	0.1141	0.1159	0.4024
4	0.0688	0.1038	0.4158
5	0.0234	0.1644	0.4545
6	0.0726	0.0580	0.2136

5.5.4　运行时间

本章算法执行的软件环境为 MATLAB 2011a，计算机配置为 2.4 GHz 六核的 CPU、128GB 内存，GPU 为 NVIDIA Tesla K20c。本章算法在二维数据集中的测试中，每组点集匹配需要 6 ~7 min 的执行时间。本章算法在三维肺数据集中的测试中，考虑到实验所用的计算机的内存限制，在算法的每次迭代只选择 6000 个左右雅可比行列式最大值的体素进行拓扑保持约束，为此需要在每次迭代时都要计算形变场。而形变场的计算过程采用 CPU 计算耗时较大，因此，本书采用 GPU 加速的方法实现该过程。本章算法在实现 DIR－lab 数据集的每个 case 的 6 个相位的平均执行时间大约为 8.3 h，因此在后续研究中需要对该算法进行相应优化，使有效减少其运行时间。

5.6　本章小结

本书提出了一个基于 L1 范数与拓扑保持约束的鲁棒性点集匹配模型来求解图像配准的问题。本章首先将形变函数表达为一个线性系统，并利用 L1 范数正则化项约束弹性形变系数，利用 L2 范数约束仿射形变系数。由于变换函数的线性表达，其 L1 范数的优化模型可以用快速迭代阈值收缩算法进行求解。通过二维点集和三维肺数据集实验，本书可以得出以下结论：本章算法在离群点较少的情况下，扭曲能量与已有点集匹配算法相当，而配准精度和体保持性能的综合评价优于现有算法；在离群点较多的情况下，该算法具有较高的配准精度、较小的扭曲能量，采用该算法得到的形变场具有更优的拓扑保持性能。

第 6 章　基于时空径向基函数的四维形变模型

6.1　引言

肺运动估计的目的是得到一个随时间连续变化的空间形变模型，以表达肺目标中任意点在任意时间的空间位置。本书前几章的算法可以得到在离散时间点的空间形变模型，进一步地，需要得到肺部在任意时间的空间形变，即时空形变模型。本章将讨论如何利用已经得到的控制点轨迹构建一个时空形变模型。

传统的基于控制点对应关系的空间形变模型[168－170]是利用径向基函数（radical basis function，RBFs）进行插值，并对形变域的位移场[166、171－173]进行估计。这种形变都是在空间进行的，没有时间维度信息，因此如何得到一个能反映时间维度信息的时空形变模型是需要解决的问题。Wu 等[27]首先检测4D－CT图像中的对应特征点，并利用核回归函数对其时间维进行正则化约束来估计点的运动轨迹，进而利用薄板样条算法计算稠密的形变场。Shen 等[174]首先估计了两幅四维图像对应的控制点，然后利用高斯核去平均一维时间域中的相邻位移。Boldea 等[47]假设点的轨迹是沿着一条直线，并采用三维分段的线性封闭曲线来构造四维形变。然而，已有算法仅仅是对时间维上不同时间点的空间形变场进行平滑，而不是直接通过引入时间维信息去构建一个时空形变模型，目前并不存在包含时间维信息的基于径向基函数的变换函数。

因此，本书提出了一种包含时间维信息的径向基函数的时空形变模型[175]。首先，定义了一个时空径向基函数，接着引入时空控制点来表示点的轨迹，进而利用多变量函数近似理论构建了一个基于时空径向基函数的四维形变模型。本书的时空形变模型提供了一种新颖的四维时空变换的解析表达式，保证了给定的控制点位移场在任意时间点精确表达，并且可以通过插值计算得到其他体素在任意时间的位移场。该模型保证了整个变换在时间维的连续性，并有效保证了四维变换在空间维的平滑性。

6.2 基于空间径向基函数的变换函数

基于径向基函数的空间变换函数来源于函数插值理论，通过获得的径向基函数系数去构建一个位移场。一个径向基函数是一个多元函数 $\boldsymbol{\Psi}: \boldsymbol{R}^n \to \boldsymbol{R}$，其值仅依赖于点的欧氏距离，$\Psi(x) = \varphi(\|x\|_2)$，$x \in \boldsymbol{R}^n$。$\varphi(\|\cdot\|_2)$是一个单变量函数，$\|x\|_2$ 是 x 距离原点的欧氏距离。传统的径向基函数——空间径向基函数，通常在 n 维空间 $\boldsymbol{R}^n$ 中定义，如常用的 TPS[165]、Wendland 函数[177]及 Buhmann 函数[164]。

给定源点集 $\boldsymbol{U} = \{u_i, i=1, \cdots, K\}$ 和它对应的目标点集合 $\boldsymbol{V} = \{v_i, i=1, \cdots, K\}$，对基于径向基函数构建的空间变换函数表达式如下：

$$f(x) = \beta_0 + \sum_{j=1}^{n} \beta_j x^j + \sum_{i=1}^{K} \alpha_i \varphi(\|x - u_i\|_2) \tag{6-1}$$

其中 $\boldsymbol{x} = (x^1, \cdots, x^n) \in \boldsymbol{R}^n$，$\beta_j (j=0, \cdots, n)$为仿射变换系数，$\alpha_i (i=1, \cdots K)$为弹性变换系数。系数 $\boldsymbol{\alpha} = \{\alpha_i, i=1, \cdots, K\}$ 和 $\boldsymbol{\beta} = \{\beta_j, j=0, \cdots, n\}$ 是通过求解以下方程得出来的：

$$\begin{bmatrix} \boldsymbol{H} & \boldsymbol{U} \\ \boldsymbol{U}^{\mathrm{T}} & \boldsymbol{0} \end{bmatrix} \begin{bmatrix} \boldsymbol{\alpha} \\ \boldsymbol{\beta} \end{bmatrix} = \begin{bmatrix} \boldsymbol{V} \\ \boldsymbol{0} \end{bmatrix} \tag{6-2}$$

其中，矩阵 $\boldsymbol{H}$ 中的元素是 $H_{ij} = \varphi(\|u_i - u_j\|_2)$，$\boldsymbol{U}$ 是点集 $\boldsymbol{U}$ 的齐次坐标矩阵，$\boldsymbol{U}^T$ 是矩阵 $\boldsymbol{U}$ 的转置，$\boldsymbol{V}$ 矩阵是点集 $\boldsymbol{V}$ 的坐标矩阵。当空间变换应用于四维配准时，源点集 $\boldsymbol{U}$ 在 t_0 时刻，目标点集合 $\boldsymbol{V}$ 在 t_s 时刻，变换函数$f(x)$能够使得

t_0 时刻原始图像的任意给定点位置映射到 t_s 时刻图像的对应位置，利用这种空间变换函数可以得到独立时间点的空间变换。

基于径向基函数的形变仅仅映射一个已知时间点图像的目标到其他特定时间点图像的对应位置，是一种空间形变模型，而不能同时约束所有时间点图像体素的轨迹，无法提供能反映目标轨迹的真实运动模型。这意味着传统的基于径向基函数的形变模型是无法随时间变化描述的运动模型。

6.3　基于时空径向基函数的变换函数

四维图像数据包含三维体序列 $I(x, t_s)$，$s=0, \cdots, Q$；I: $\boldsymbol{\Omega} \times \boldsymbol{T} \rightarrow \boldsymbol{R}$，$\boldsymbol{\Omega} \subset \boldsymbol{R}^3$，$\boldsymbol{T} \subset \boldsymbol{R}$，同时 $x \in \boldsymbol{\Omega}$ 是一个三维体坐标位置。四维图像变换可以表示为一个时间函数 $f(x, t)$: $\boldsymbol{\Omega} \times \boldsymbol{T} \rightarrow \boldsymbol{R}^3$，可以估计每个体素 x 在任意时间 t 的空间位移场。

时空控制点的定义，如图 6－1 所示。时空控制点 x_i 是所有时间 t_s 的离散位置集合 $\{x_i(t_s), s=0, \cdots, Q\}$，$i=1, \cdots, K$，其中，$x_i(t_0)$ 表示初始相位时间的特征点位置。基于时空控制点的定义，本书将传统径向基函数扩展为时空径

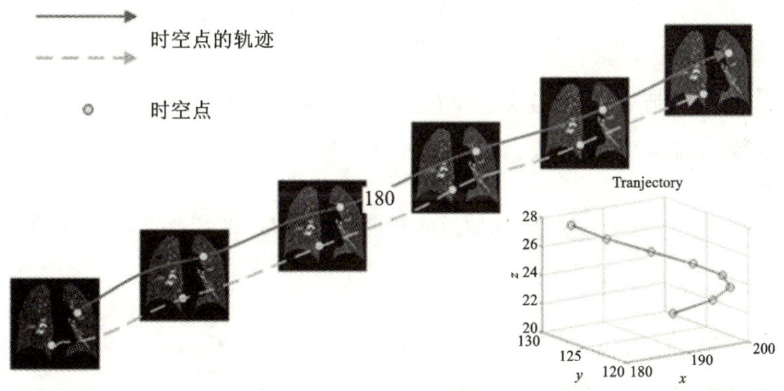

图 6－1　时空控制点和其对应的轨迹

右下方的坐标图展示了右上方的控制点在三维空间的运动轨迹

向基函数，如下式：

$$\varphi_h(\|x\|_2,\ \|t\|_2)=\varphi_1(\|x\|_2)\varphi_2(\|t\|_2) \tag{6-3}$$

其中，φ_h 是对称的、可分离的时空径向基函数，φ_1 和 φ_2 分别为空间径向基函数和时间径向基函数，$\|x\|_2$ 表示 x 的空间距离，$\|t\|_2$ 表示两个时间点的间隔。时空径向基函数 φ_h 包含两个参数：空间距离 $\|x\|_2$ 和时间间隔 $\|t\|_2$。时空径向基函数不同于传统径向基函数，传统径向基函数里只有空间距离 $\|x\|_2$ 参数，而时空径向基函数同时包含了时间和空间维度的信息。如图 6－2 所示，图中示意了空间径向基函数和时空径向基函数之间的区别。利用时空径向基函数扩展的时间维可以用来连接控制点在不同时间点的位置，并构造一个平滑的轨迹。

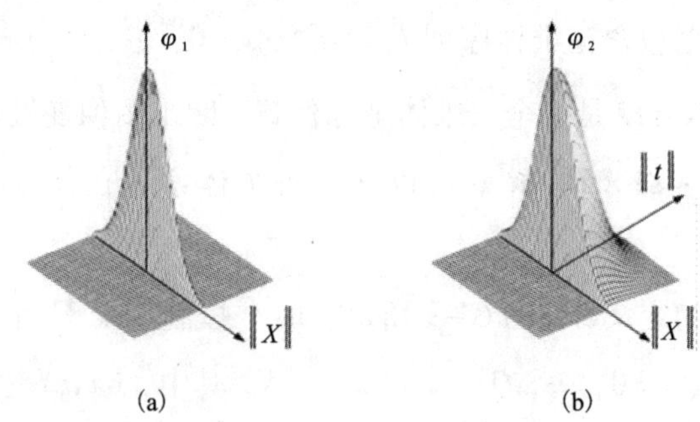

图 6－2　紧支撑空间和时空径向基函数

(a)空间径向基函数；(b)时空径向基函数

给定时空控制点位置 $\{x_i(t_s),\ i=1,\ \cdots,\ K,\ s=0,\ \cdots,\ Q\}$，定义基于时空径向基函数的时空变换函数，如下式所示：

$$f(x,\ t)=x+\sum_{s=0}^{Q}\sum_{i=1}^{K}\omega_i(t_s)\varphi_1(\|x-x_i(t_0)\|_2)\varphi_2(\|t-t_s\|_2) \tag{6-4}$$

式(6－4)满足 $f(x_i(t_0),\ t_s)=x_i(t_s),\ i=1,\ \cdots,\ K,\ s=0,\ \cdots,\ Q$。本书在这里暂不考虑仿射变换部分系数，而仅关注弹性时空变换部分系数。时空变换函数的关键问题是求解变换系数 $\omega_i(t_s)$，因为 $f(x_i(t_0),\ t_s)=x_i(t_s),\ i=1,\ \cdots K,\ s=0,\ \cdots,\ Q$ 是必要条件，变换系数 $\omega_i(t_s)$ $(i=1,\ \cdots,\ K,\ s=0,\ \cdots,\ Q)$ 可以通过式子 $\boldsymbol{\Phi W}=\boldsymbol{Y}$ 求解。$\boldsymbol{W}$ 和 $\boldsymbol{Y}$ 分别定义：

$$
\boldsymbol{W}=\begin{bmatrix}\boldsymbol{W}_0\\\boldsymbol{W}_1\\\vdots\\\boldsymbol{W}_Q\end{bmatrix},\ \boldsymbol{W}_s=\begin{bmatrix}\omega_1(t_s)\\\omega_2(t_s)\\\vdots\\\omega_K(t_s)\end{bmatrix},\ \boldsymbol{Y}=\begin{bmatrix}Y_0\\Y_1\\\vdots\\Y_Q\end{bmatrix}
$$

$$
\boldsymbol{Y}_s=\begin{bmatrix}x_1(t_s)-x_1(t_0)\\x_2(t_s)-x_2(t_0)\\\vdots\\x_K(t_s)-x_K(t_0)\end{bmatrix},\ s=0,\cdots,Q \tag{6-5}
$$

$\boldsymbol{W}$ 和 $\boldsymbol{Y}$ 分别为 $K(Q+1)\times 1$ 的矢量，$\boldsymbol{W}$ 表示在各个时间点的形变系数 $\omega_i(t_s)$，$\boldsymbol{Y}$ 表示所有时空控制点随时间变化的位移量，$\boldsymbol{\Phi}$ 是一个 $K(Q+1)\times K(Q+1)$的矩阵，如下式：

$$
\boldsymbol{\Phi}=\begin{bmatrix}\Phi_{11}^{o}\Phi_{\xi 0}^{h} & \cdots & \Phi_{1K}^{o}\Phi_{\xi 0}^{h} & \cdots & \Phi_{11}^{o}\Phi_{\xi Q}^{h} & \cdots & \Phi_{1K}^{o}\Phi_{\xi Q}^{h}\\ \vdots & & \vdots & & \vdots & & \vdots\\ \Phi_{K1}^{o}\Phi_{\xi 0}^{h} & \cdots & \Phi_{KK}^{o}\Phi_{\xi 0}^{h} & \cdots & \Phi_{K1}^{o}\Phi_{\xi Q}^{h} & \cdots & \Phi_{KK}^{o}\Phi_{\xi Q}^{h}\end{bmatrix} \tag{6-6}
$$

$\Phi_{ij}^{o}=\varphi_1(\|x_i(t_0)-x_j(t_0)\|_2)$ $(i=1,\cdots,K,j=1,\cdots,K)$，表示矩阵 $\boldsymbol{\Phi}^{o}$ 的第 ij 个元素。$\Phi_{mn}^{h}=\varphi_2(\|t_m-t_n\|_2)$ $(m=0,\cdots,Q,n=0,\cdots,Q)$，表示矩阵 $\boldsymbol{\Phi}^{h}$ 的第 mn 个元素。$\boldsymbol{\Phi}_{\xi n}^{h}=[\Phi_{0n}^{h},\Phi_{1n}^{h},\cdots\Phi_{Qn}^{h}]^{T}(n=0,\cdots,Q)$。根据矩阵 $\boldsymbol{\Phi}$ 的元素排列特点，可以把 $\boldsymbol{\Phi}$ 表达为 $\boldsymbol{\Phi}^{o}$ 和 $\boldsymbol{\Phi}^{h}$ 的克罗内克积，$\boldsymbol{\Phi}=\boldsymbol{\Phi}^{o}\otimes\boldsymbol{\Phi}^{h}$。

时空变换利用所有可用时间信息作为一个整体去构造一个形变模型，而不是把四维变换去耦合成几个三维空间变换，特别适合于器官的运动估计。另一方面，时空形变模型和图像分辨率没有关系，即使图像的某些区域分辨率很低，时空形变模型仍然可以用于估计高分辨率的形变场。

6.4 时空变换函数的性质

6.4.1 可分离性

时空变换能够去耦合为一系列的一维变换和三维变换。可分离性质是时空变换的一个属性，它能够大大减少运行时间。对于给定的不同时间点 t_s 的已知控制点 $x_i(t_s)$，可以通过时间维径向基函数来估计时空控制点 $x_i(t)$ 在任意给定的时间 t 的位置。对点序列 $x_i(t_0)$，…，$x_i(t_Q)$ 进行插值的数学模型如下式：

$$x_i(t) = x_i(t_0) + \sum_{s=0}^{Q} \omega_s^i \varphi_2(\| t - t_s \|_2) \tag{6-7}$$

该模型满足以下条件：

$$\begin{bmatrix} \varphi_2(\| t_0 - t_0 \|_2) & \cdots & \varphi_2(\| t_0 - t_Q \|_2) \\ \varphi_2(\| t_1 - t_0 \|_2) & \cdots & \varphi_2(\| t_1 - t_Q \|_2) \\ \vdots & & \vdots \\ \varphi_2(\| t_Q - t_0 \|_2) & \cdots & \varphi_2(\| t_Q - t_Q \|_2) \end{bmatrix} \begin{bmatrix} \omega_0^i \\ \omega_1^i \\ \vdots \\ \omega_Q^i \end{bmatrix} = \begin{bmatrix} x_i(t_0) - x_i(t_0) \\ x_i(t_1) - x_i(t_0) \\ \vdots \\ x_i(t_Q) - x_i(t_0) \end{bmatrix} \tag{6-8}$$

式(6－8)可以简化表示为 $\boldsymbol{\Phi}^{\mathrm{h}} \boldsymbol{\omega}^i = \boldsymbol{Y}^i$，那么可以得到下式：

$$\boldsymbol{\omega}^i = (\boldsymbol{\Phi}^h)^{-1} \boldsymbol{Y}^i \tag{6-9}$$

ω_s^i 是 $\boldsymbol{\omega}^i$ 的第 s 项，$x_i(t_s) - x_i(t_0)$ 是 $\boldsymbol{Y}^i$ 的第 s 项，$s = 0$，…，Q。在时间点 t 的第 i 个特征点位置 $x_i(t)$ 被估计出来后，源图像和其他时间点 t 图像之间的三维空间变换 $f_t(x)$ 可以采用 φ_1 函数来构造，其源点为 $x_i(t_0)$，目标点为 $x_i(t)$，如下式：

$$f_{\mathrm{t}}(x) = x + \sum_{i=1}^{K} \omega_i^{\mathrm{t}} \varphi_1(\| x - x_i(t_0) \|_2) \tag{6-10}$$

ω_i^{t} 满足下面条件：

$$\begin{bmatrix} \boldsymbol{\Phi}_{11}^{o} & \cdots & \boldsymbol{\Phi}_{1K}^{o} \\ \boldsymbol{\Phi}_{21}^{o} & \cdots & \boldsymbol{\Phi}_{2K}^{o} \\ \vdots & & \vdots \\ \boldsymbol{\Phi}_{K1}^{o} & \cdots & \boldsymbol{\Phi}_{KK}^{o} \end{bmatrix} \begin{bmatrix} \omega_1^t \\ \vdots \\ \omega_K^t \end{bmatrix} = \begin{bmatrix} x_1(t) - x_1(t_0) \\ \vdots \\ x_K(t) - x_K(t_0) \end{bmatrix} \tag{6-11}$$

上式可表示为 $\boldsymbol{\Phi}^{o}\boldsymbol{\omega}^{t} = \boldsymbol{Y}^{t}$。$\omega_i^{t}$ 和 $x_i(t) - x_i(t_0)$ 分别表示为$\boldsymbol{\omega}^{t}$ 和 $\boldsymbol{Y}^{t}$ 的第 i 项，$i = 1$，…，K，则：

$$\boldsymbol{\omega}^{t} = (\boldsymbol{\Phi}^{o})^{-1}\boldsymbol{Y}^{t} \tag{6-12}$$

采用表达式(6－7)的 $x_i(t) - x_i(t_0)$，本书可以得到下式：

$$\boldsymbol{Y}_i^{t} = x_i(t) - x_i(t_0) = [\varphi_2(\| t - t_0 \|_2)\cdots\varphi_2(\| t - t_Q \|_2)]\boldsymbol{\omega}^{i} \tag{6-13}$$

把$\boldsymbol{\omega}^{i} = (\boldsymbol{\Phi}^{h})^{-1}\boldsymbol{Y}^{i}$(式(6－9))代入式(6－13)，则：

$$\boldsymbol{Y}_i^{t} = [\varphi_2(\| t - t_0 \|_2)\cdots\varphi_2(\| t - t_Q \|_2)](\boldsymbol{\Phi}^{h})^{-1}\boldsymbol{Y}^{i} \tag{6-14}$$

根据时空变换定义式(6－4)估计时间点 t_s 的第 i 个控制点的位置，如下式所示：

$$x_i(t_s) = x_i(t_0) + \sum_{l=0}^{Q}\sum_{j=1}^{K}\omega_j(t_l)\varphi_1(\| x_i(t_0) - x_j(t_0) \|_2)\varphi_2(\| t_s - t_l \|_2) \tag{6-15}$$

式(6－15)可以改写如下：

$$x_i(t_s) - x_i(t_0) = [\varphi_2(\| t_s - t_0 \|_2)\cdots\varphi_2(\| t_s - t_Q \|_2)] \begin{bmatrix} \sum_{j=1}^{K}\varphi_1(\| x_i(t_0) - x_j(t_0) \|_2)\omega_j(t_0) \\ \vdots \\ \sum_{j=1}^{K}\varphi_1(\| x_i(t_0) - x_j(t_0) \|_2)\omega_j(t_Q) \end{bmatrix} \quad s = 0, \cdots, Q \tag{6-16}$$

把 $s = 0$，…，Q 全部代入式(6－16)，可以得到下式：

$$\begin{bmatrix} x_i(t_0) - x_i(t_0) \\ \vdots \\ x_i(t_Q) - x_i(t_0) \end{bmatrix} = \boldsymbol{\Phi}^{h} \begin{bmatrix} \sum_{j=1}^{K}\varphi_1(\| x_i(t_0) - x_j(t_0) \|_2)\omega_j(t_0) \\ \vdots \\ \sum_{j=1}^{K}\varphi_1(\| x_i(t_0) - x_j(t_0) \|_2)\omega_j(t_Q) \end{bmatrix} \tag{6-17}$$

把式(6－17)代入式(6－14)，式(6－14)可重新表达如下式：

$$\boldsymbol{Y}_i^t=[\varphi_1(\|x_i(t_0)-x_1(t_0)\|_2)\cdots\varphi_1(\|x_i(t_0)-x_K(t_0)\|_2)]$$

$$\begin{bmatrix}\sum_{s=0}^{Q}\omega_1(t_s)\varphi_2(\|t-t_s\|_2)\\ \vdots \\ \sum_{s=0}^{Q}\omega_K(t_s)\varphi_2(\|t-t_s\|_2)\end{bmatrix},\ i=1,\cdots,K \tag{6-18}$$

把 $i=1,\cdots,K$ 全部代入式(6－18)，可以得到下式：

$$\boldsymbol{Y}^t=\boldsymbol{\Phi}^{\circ}\begin{bmatrix}\sum_{s=0}^{Q}\omega_1(t_s)\varphi_2(\|t-t_s\|_2)\\ \vdots \\ \sum_{s=0}^{Q}\omega_K(t_s)\varphi_2(\|t-t_s\|_2)\end{bmatrix} \tag{6-19}$$

根据公式 $\boldsymbol{\omega}^t=(\boldsymbol{\Phi}^{\circ})^{-1}\boldsymbol{Y}^t$[式(6－12)]，最后可以得到下式：

$$\boldsymbol{\omega}^t=\begin{bmatrix}\sum_{s=0}^{Q}\omega_1(t_s)\varphi_2(\|t-t_s\|_2)\\ \vdots \\ \sum_{s=0}^{Q}\omega_K(t_s)\varphi_2(\|t-t_s\|_2)\end{bmatrix} \tag{6-20}$$

由上式可得 $\omega_i^t=\sum_{s=0}^{Q}\omega_i(t_s)\varphi_2(\|t-t_s\|_2)$，代入式(6－10)，然后比较式(6－4)和(6－10)，可以发现 $f(x,t)=f_t(x)$。

上述结论表明，时空形变可以通过以下方式实现。首先，根据时空控制点 $\{x_i(t_s),s=0,\cdots,Q\}$ 的一维插值，得到控制点在时间 t 的位置 $x_i(t)$；然后，通过源点集 $\{x_i(t_0),i=1,\cdots,K\}$ 和目标点集 $\{x_i(t),i=1,\cdots,K\}$ 进行三维插值，获得空间域中所有点位置。根据时空形变模型的对称性属性，也可以通过另一种方法实现时空形变，分两步进行。第一步，通过源点集 $\{x_i(t_0),i=1,\cdots,K\}$ 和目标点集 $\{x_i(t),i=1,\cdots,K\}$ 获得变换函数；然后根据变换函数进行三维插值，得到空间域中所有点位置；根据三维插值结果，可以得到点 x 在时

间点 $t_s(s=0, \cdots, Q)$ 的位置。第二步，点 x 在时空域的轨迹可以通过点 x 在时间点 $t_s(s=0, \cdots, Q)$ 的空间位置一维插值得到。

图 6－3 为两种时空形变模型的执行策略。在(a)中，时空控制点的一维插值轨迹先执行。对于肺血管分支上标记的点表示时空控制点，根据一维插值得到的控制点轨迹可以获得控制点在任意时间的位置。源点集保持不变，目标点集可以通过给定时间的控制点位置得到，接着根据源点集和目标点集求解变换函数，并根据变换函数进行三维插值。(a)通过多个一维插值和一个三维插值实现四维时空变换，这样可以有效地减少运行时间。在(b)中，首先对每个已知时间点的控制点进行三维插值，第 1、2、4 幅肺图像表示三维插值结果；然后对每个已知时间点的任意一个体素位置进行一维插值，可以得到任意时间点的体素位置。

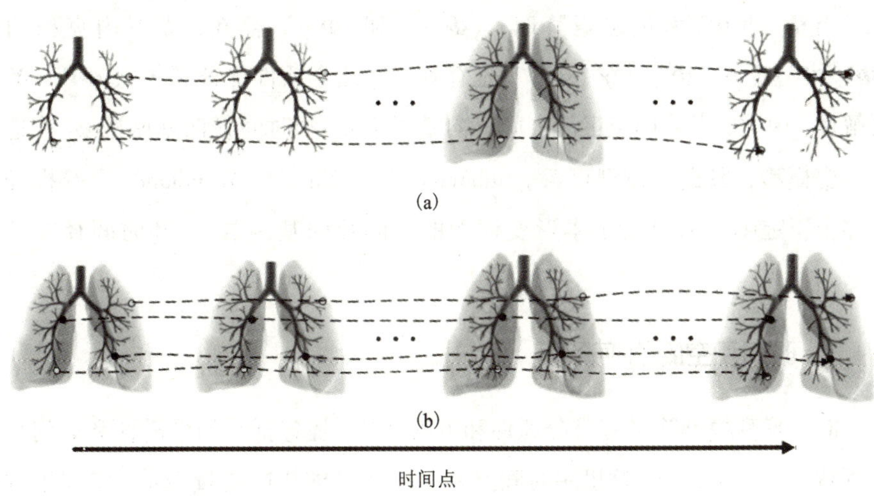

图 6－3　时空形变模型的执行策略

(a)第 3 幅肺图像表示三维插值结果；(b)第 3 幅肺图像表示三维插值结果。标记在肺血管分支上的点表示时空控制点

6.4.2　可解性

时空变换的系数可以通过等式 $\boldsymbol{\Phi W}=\boldsymbol{Y}$ 进行求解，同时系数有唯一求解的条件是矩阵 $\boldsymbol{\Phi}$ 是正定的，$\boldsymbol{\Omega}\times\boldsymbol{T}\subset\boldsymbol{R}^3\times\boldsymbol{R}$，其大小为 $K(Q+1)\times K(Q+1)$。对于每一个非零 $K(Q+1)$ 的实数列矢量 $\boldsymbol{\lambda}$，二次型为正。式(6－21)的 $\boldsymbol{\lambda}^{\mathrm{T}}$ 表示 $\boldsymbol{\lambda}$ 的转置：

$$\boldsymbol{\lambda}^{\mathrm{T}}\boldsymbol{\Phi\lambda}=\sum_{i=1}^{K}\sum_{j=1}^{K}\sum_{s=0}^{Q}\sum_{l=0}^{Q}\lambda_{i,s}\lambda_{j,l}\varphi_1(\|x_i-x_j\|_2)\varphi_2(\|t_s-t_l\|_2) \tag{6－21}$$

矩阵为正定的条件：当且仅当它是可逆的。本书发现 $\boldsymbol{\Phi}$ 其实就是克罗内克积 $\boldsymbol{\Phi}^{\mathrm{h}}\otimes\boldsymbol{\Phi}^{\mathrm{o}}$，当且仅当 $\boldsymbol{\Phi}^{\mathrm{h}}$ 和 ^{o} 是可逆的，则克罗内克积 $\boldsymbol{\Phi}^{\mathrm{h}}\otimes\boldsymbol{\Phi}^{\mathrm{o}}$ 是可逆的，在这种情况下 $\boldsymbol{\Phi}^{\mathrm{h}}\otimes\boldsymbol{\Phi}^{\mathrm{o}}$ 的逆可以写成：$(\boldsymbol{\Phi}^{\mathrm{h}}\otimes\boldsymbol{\Phi}^{\mathrm{o}})^{-1}=(\boldsymbol{\Phi}^{\mathrm{h}})^{-1}\otimes(\boldsymbol{\Phi}^{\mathrm{o}})^{-1}$。

当 $\boldsymbol{\Phi}^{\mathrm{h}}$ 和 $\boldsymbol{\Phi}^{\mathrm{o}}$ 为正定矩阵时，$(\boldsymbol{\Phi}^{\mathrm{h}})^{-1}$ 和 $(\boldsymbol{\Phi}^{\mathrm{o}})^{-1}$ 存在，克罗内克积的逆 $(\boldsymbol{\Phi}^{\mathrm{h}}\otimes\boldsymbol{\Phi}^{\mathrm{o}})^{-1}=(\boldsymbol{\Phi}^{\mathrm{h}})^{-1}\otimes(\boldsymbol{\Phi}^{\mathrm{o}})^{-1}$ 也存在，这几个条件保证了等式 $\boldsymbol{\Phi W}=\boldsymbol{Y}$ 的可解性。因此，当采用正定的空间径向基函数 φ_1 和时间径向基函数 φ_2 构造时空形变模型，那么该模型可解。Buhmann[164]、Wu[176]、Wendland[177] 等推导出的多个正定函数都可用于本形变模型的空间径向基函数 φ_1 和时间径向基函数 φ_2。

6.4.3　时间和空间的平滑性

时空形变模型除具有可分离性和可解性外，还包括空间平滑性和时间平滑性等特性。空间平滑，这里用时间点 t 的 $f(x,t)$ 的扭曲能量表示。空间配准精度与空间变换平滑是相关的，满足空间平滑的变换将有利于保证四维图像配准过程中的解剖位置相互对应。

给定一个已知的时间点 $t\in\boldsymbol{R}$，根据四维变换的可分离性，那么时空变换可退化成空间变换 $f_{\mathrm{t}}(x)$，并可以由 $f_{\mathrm{t,d}}(d=1,2,3)$ 构成。空间变换 $f(x,t)$ 在时间 t 的空间平滑可以写成下式：

$$J_m^{\mathrm{D}}(f_{\mathrm{t}}(x))=\sum_{d=1}^{3}\sum_{\alpha_1+\cdots+\alpha_{\mathrm{D}}=2}\frac{2!}{\alpha_1!\cdots\alpha_{\mathrm{D}}!}\int_{\mathrm{R^d}}\left(\frac{\partial^2 f_{\mathrm{t,d}}}{\partial x_1^{\alpha_1}\cdots\partial x_{\mathrm{D}}^{\alpha_{\mathrm{D}}}}\right)^2\prod_j \mathrm{d}x^j \tag{6－22}$$

通过上式可知：如果空间径向基函数能够使扭曲能量较小，那么四维形变模型的空间平滑性较好。

另一方面，时空变换要求每个元素偏离空间轨迹的误差较小，即时间平滑。时间平滑使每个空间点 x 在时间维从原始时间点到其他时间点移动平滑。时间平滑对于四维运动模型来说非常重要，和空间域平滑变换一样，时间域平滑也能够改进运动估计的精度。因此，根据以上结论可以进行以下推断：在时间维平滑每个体素的轨迹也能够提高配准精度。对于一个给定的空间位置 $x \in \boldsymbol{\Omega}$，时空变换能够简化成一维时间变换：

$$f_x(t) = x + \sum_{s=0}^{Q} \omega_s^x \varphi_2(\| t - t_s \|_2) \tag{6-23}$$

其中，$\omega_s^x = \sum_{i=1}^{K} \omega_i(t_s) \varphi_1(\| x - x_i(t_0))$。$x$ 的时间平滑性被定义为关于轨迹偏离一条线的数量，如下式：

$$TS_f(x) = \sum_{d=1}^{3} \int_{t \in T} \left(\frac{\partial^2 f_d^2(x, t)}{\partial t^2} \right)^2 dt \tag{6-24}$$

和空间平滑相似，时间平滑也与时间维使用的径向基函数有关。如果使用的时间维径向基函数能够使轨迹平滑，那么四维形变模型的时间平滑较好。

6.5　实验结果分析

6.5.1　运动模型评价

为确定时空形变模型的有效性，并评价其在四维运动模型估计中的空间精度，本书给出了两个四维运动模型。第一个运动模型的函数如下：

$$\begin{aligned} (x', t) &= x - 8\sin(x/L_x \times 2\pi t/T) \\ (y', t) &= y + 8\sin(y/L_y \times 2\pi t/T) \\ (z', t) &= z + 8\sin(z/L_z \times 2\pi t/T) \end{aligned} \tag{6-25}$$

其中，L_x、L_y 和 L_z 分别表示体的行、列、片的大小。(x', y', z') 表示 (x, y, z) 的映射位置。第一个运动模型被用来模拟非线性运动。第二个运动模型的函

数如下:

$$(x',t)=x+8(x-x_c)/r\times(t/T)2$$
$$(y',t)=y+8(y-y_c)/r\times(t/T)2$$
$$(z',t)=z+8(z-z_c)/r\times(t/T)2 \tag{6-26}$$
$$r=\sqrt{(x-x_c)^2+(y-y_c)^2+(z-z_c)^2}$$

其中,(x_c, y_c, z_c)表示原始体的中心。在第二个运动模型中,三维体由中心向外扩张,该模型用来模拟全局运动。

本书将一个大小为 128×128×64 的均匀网格通过给定的运动模型进行形变。给定 T 个时间点,K 个控制点通过给定的运动模型映射到相互独立的时间点 $t=1, \cdots, T$,这些控制点和生成的映射点将作为时空控制点用来估计本章的四维变换函数。不同密度的均匀间隔控制点和随机间隔控制点分别用于估计变换函数,以验证在不同时间点估计的变换函数和给定运动模型的变换函数之间的区别。

这里主要比较三种变换函数:基于 TPS 径向基函数的空间变换、基于 Wendland$\psi_{3,1}$径向基函数的空间变换、本章构建的时空变换函数(SP)。这三种函数各有不同的特点,TPS 是一个空间的全局形变估计模型,Wendland$\psi_{3,1}$是一个空间的局部形变估计模型,而本章构建的时空变换函数是一个结合空间维和时间维信息的形变模型。由于通过 TPS 和 Wendland$\psi_{3,1}$实现的形变场计算只估计源图像每个体素在已知时间点 $t=1, \cdots, T$ 的位置,而不是任意时间点 $t\in T$,所以需要获取每个体素在任意时间 $t\in T$ 的中间位置。这里采用线性和样条插值的方法去估计每个体素在独立时间点的中间位置。

对于本章的时空变换函数,三个径向基函数分别被用于构建时空变换函数。第一个是由 Buhmann[164] 提出的紧支撑径向基函数,另两个为 TPS 和 Wendlandψ_{31},分别用 SP－Buh、SP－TPS 和 SP－ψ_{31}表示。注意:这三个径向基函数分别同时用于空间径向基函数和时间径向基函数,即 $\varphi_2(r)=\varphi_1(r)$。

这里采用多个指标来评价不同运动模型的变换函数估计的精度。第一个指标是目标配准误差[178],计算式如下:

$$TRE=\int_{\Omega}\|(x',t)-f(x,t)\|_2\mathrm{d}x \tag{6-27}$$

其中，(x', t)是采用给定的运动模型得到的点 x 在时间点 t 的映射位置，$f(x, t)$是通过变换函数估计的点 x 在时间点 t 的位置。第二个指标是空间扭曲能量，第三个指标是所有体素的平均时间平滑性。

图 6－4 是对分别采用 SP－Buh、SP－TPS、SP－$\psi_{3,1}$、TPS 和 Wendland$\psi_{3,1}$

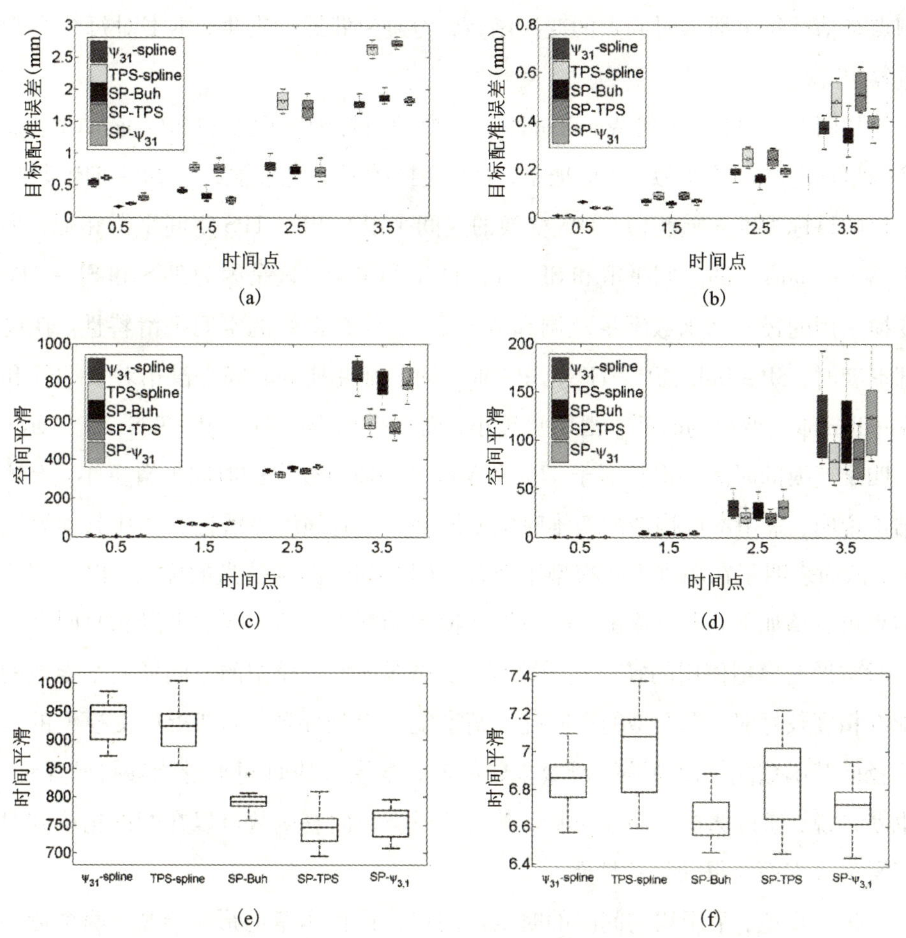

图 6－4　随机间隔控制点在 4 个时间点的运动周期中的性能评价

(a)和(b)分别为第 1 种局部运动模型和第 2 种全局运动模型的目标配准误差；(c)和(d)分别为第 1 种局部运动模型和第 2 种全局运动模型的空间平滑；(e)和(f)分别为第 1 种局部运动模型和第 2 种全局运动模型的时间平滑

构建的变换函数的性能评价，包括目标配准误差、空间平滑和时间平滑，在图中，TPS 和 Wendland$\psi_{3,1}$变换函数分别用 TPS – spline、ψ_{31} – spline 表示。在采用空间变换函数估计运动模型时，本书采用样条插值的方法来估计相邻时间点的每个控制点的中间位置。当 $T=4$ 时，本书在每两个相邻时间点间插入 1 个时间点，得到 8 个时间点的四维变换。随机产生 64 个时空控制点，用这些时空控制点来估计每个插入时间点的变换函数，为避免偶然性发生，本书对每个实验重复 10 次。

从图 6 – 4 可以看到 Wendland$\psi_{3,1}$变换的目标配准误差和 SP – $\psi_{3,1}$时空变换的目标配准误差相似。类似地是，TPS 变换的目标配准误差和 SP – TPS 时空变换的目标配准误差相似。TPS 变换的空间平滑与 SP – TPS 空间平滑相似，小于 Wendland$\psi_{3,1}$的空间平滑和 SP – $\psi_{3,1}$的空间平滑，这是因为 TPS 和 SP – TPS 变换采用的径向基函数满足双调和方程[165]，具有良好的空间平滑特性。在局部形变时，SP – Buh，SP – TPS，SP – $\psi_{3,1}$的四维变换的时间平滑相对于 TPS 和 Wendland$\psi_{3,1}$变换的时间平滑明显更小，而在全局形变时，SP – TPS，SP – $\psi_{3,1}$的四维变换的时间平滑相对于 TPS 和 Wendland$\psi_{3,1}$变换的时间平滑更小。上述结论说明，采用本章构造的四维时空变换函数在时间维平滑性方面比其他算法好，从而表明了在四维形变模型中结合空间维和时间维信息的优点。以上实验结果可总结如下：本章提出的时空形变模型的配准精度、空间平滑和时间平滑与时空形变模型使用的径向基函数相关，当四维形变模型的空间径向基函数的配准精度较好时，本模型的空间配准精度能够得到保证；当四维形变模型的时间径向基函数能够使轨迹平滑效果较好时，本模型的时间平滑能够得到保证。也就是说，通过选择不同径向基函数构造时空径向基函数可以在配准精度和时间平滑等方面获得较好的性能。

进一步地，采用均匀间隔的时空控制点来评价本章的形变模型。两个运动模型都给定 $T=8$，在每两个相邻独立的时间点间插入 1 个时间点。在 $128\times128\times64$ 体中，分别产生 729 和 27 个稠密的和稀疏的时空控制点。在这个实验中，本书分别利用 TPS 和 Wendland$\psi_{3,1}$完成独立时间点的空间变换，然后利用线性插值估计每个控制点在插入时间点的位置。图 6 – 5 显示了在插入时间点的变换函数的目标配准误差、空间平滑和时间平滑。从图中可以看到，在使用稠密

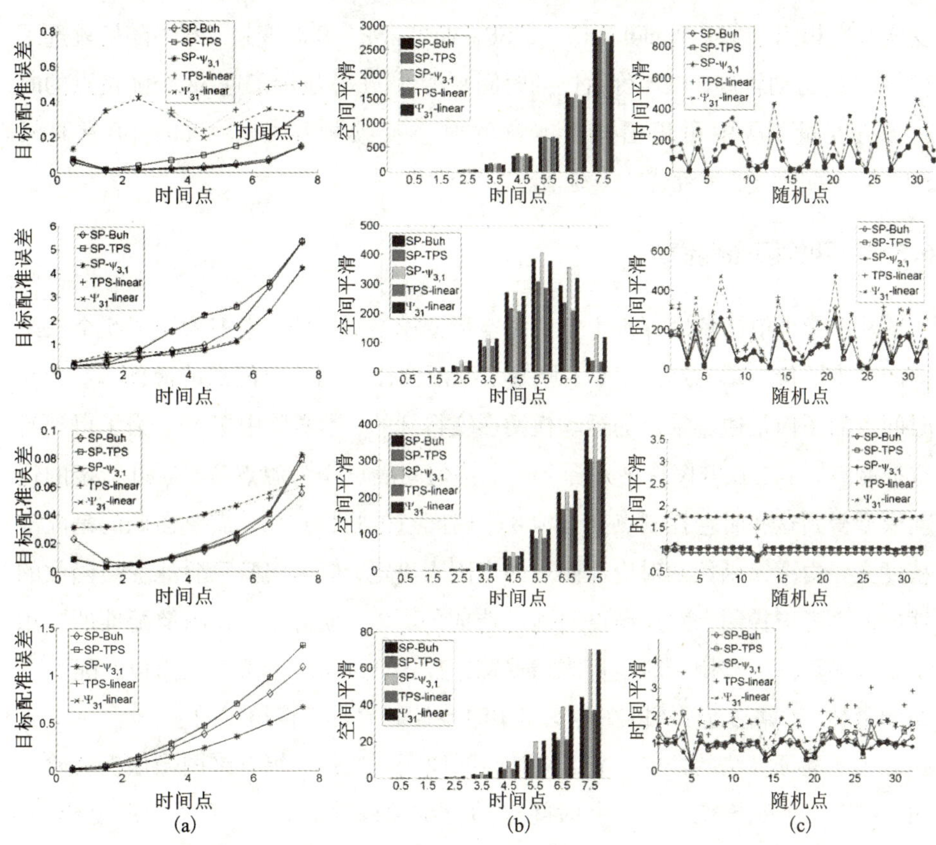

图 6 – 5　第 1 种局部运动模型和第 2 种全局运动模型在 I_s 时的性能评价

(a) 目标配准误差；(b) 空间平滑；(c) 时间平滑。第 1、2 行分别表示第 1 种局部运动模型用稠密和稀疏的控制点进行配准，第 3、4 行分别表示第 2 种全局运动模型用稠密和稀疏的控制点进行配准

间隔的时空控制点进行配准时，SP – $\psi_{3,1}$，SP – TPS 和 SP – Bud 的时空变换函数的目标配准误差比 Wendland$\psi_{3,1}$ 和 TPS 变换函数小，在图中，TPS 和 Wendland$\psi_{3,1}$ 变换函数分别用 TPS – linear，ψ_{31} – linear 表示。然而，当使用稀疏间隔控制点进行配准时，SP – ψ_{31} 的时空变换的目标配准误差和 Wendland$\psi_{3,1}$ 变换基本相当，且 SP – TPS 的时空变换的目标配准误差和 TPS 变换也基本相当。在本实验中，发现 SP – $\psi_{3,1}$ 和 SP – TPS 的时空变换计算时间比 Wendland$\psi_{3,1}$ 和 TPS 变换使用时间少，这是因为 Wendland$\psi_{3,1}$ 和 TPS 计算了许

多三维插值以估计插入点的空间变换。而在空间平滑性方面，TPS 和 SP - TPS 变换基本相当，优于 Wendland$\psi_{3,1}$，SP - $\psi_{3,1}$，SP - Buh 变换。本书随机挑选了 32 个点的运动轨迹，以评价轨迹的时间平滑性，(c)显示了这 32 个随机点的时间平滑度量。从中可以看出，本章的时空变换模型 SP - Buh，SP - TPS，SP - $\psi_{3,1}$的时间平滑性优于其他算法。

6.5.2　四维图像插值

从图像插值的角度评价本章的时空形变模型的性能。本书采用了 5 个三维肺图像来评价本章的形变模型，原始三维图像作为初始时间点的源图像，其他时间点的图像是通过给定的运动模型形变得到的，本实验中 $T=8$。为了得到时空控制点，本书在源图像中选择 216 个均匀间隔点作为源点集，通过给定的运动模型得到这些时空控制点在其他 8 个时间点的目标点集。需要强调的是配准精度主要由变换函数和对应控制点两个因素决定，但本实验只验证变换函数的性能而不考虑控制点对应精度对配准造成的影响。实际上，在图像配准的应用中有许多算法能够用于时空标志点追踪，如空间 mean - shift[84]、模板匹配[179]、回归森林[180]算法等，所以在本实验中时空控制点是直接给定的。

为了验证算法的性能，本书将时间图像序列的每一幅三维图像依次移除一次(第 1 个时间点和最后 1 个时间点的三维图像除外)，利用两个形变模型，TPS 和本章形变模型(SP)，来估计被移除的图像。需要说明的是，在 TPS 模型中，每个给定时间点的空间形变是通过 TPS 实现的，而移除时间点的空间形变是通过线性(Linear)和样条(Spline)插值分别实现的。在时空形变中，本章分别选择 Buhmann 和 $\psi_{3,1}$作为时间径向基函数和空间径向基函数，因为 Buhmann 径向基函数能够使点的轨迹平滑性好，$\psi_{3,1}$能够使配准精度更高。接着，本书将三维插值图像与原始被移除图像进行比较。利用 Grevera 和 Udupa[181]提出的 3 种误差度量方法来评价本章时空形变算法的性能，如式(6 - 28)、式(6 - 29)、式(6 - 30)。

$$MD = \frac{1}{T-2}\sum_{s=2}^{T-1}\frac{1}{|\Omega|}\left|I_s^{\text{int}}(x) - I_s^{\text{org}}(x)\right| \tag{6-28}$$

$$NSD = \frac{1}{|\Omega|}\frac{1}{T-2}\sum_{s=2}^{T-1}\sum_{x\in\Omega}\delta\left(\left|I_s^{\text{int}}(x) - I_s^{\text{org}}(x)\right|\right)$$

$$\delta(z) = \begin{cases} 0 & z < \theta \\ 1 & \text{otherwise} \end{cases} \tag{6-29}$$

$$LD = \frac{1}{T-2}\sum_{s=2}^{T-1} \max_{x \in \Omega} \left| I_s^{int}(x) - I_s^{org}(x) \right| \tag{6-30}$$

其中，I_s^{int} 和 I_s^{org} 分别表示插值图像和原始图像的体素 x 在第 s 个时间点的强度值，$|\Omega|$ 表示三维图像的体素个数，MD 表示插值图像和原始图像之间平均强度差异，NSD 表示插值图像与原始图像之间的体素强度差异值大于某个阈值的平均个数，LD 表示插值图像和原始图像之间体素强度的最大偏差[181]。

表 6-1 和表 6-2 分别表示在第 1 种局部形变运动模型和第 2 种全局形变运动模型时，采用线性插值、样条插值和本章插值模型对四维肺图像的移除时间点图像进行插值的效果。从 MD、NSD 和 LD 对各算法的度量结果可以看出，本章的时空形变模型在两种运动模型中得到的插值图像都比传统的线性插值算法好。而本章插值算法与样条插值算法在上述 3 种度量标准比较中，可以得出以下结论：在第 1 种运动模型中，本章的时空插值算法比样条插值算法好，这是因为第 1 种运动模型是局部形变，这里选用的径向基函数 $\psi_{3,1}$ 是一种具有局部性的空间径向基函数，所以性能较优；在第 2 种全局形变运动模型中，TPS 作为径向基函数特别适用于本运动模型，这意味着只要采用合适的径向基函数，本章的形变模型就能获得满意的配准结果。

表 6-1　肺图像在第 1 种局部运动模型时的插值误差

Images	MD			NSD			LD		
	SP	Linear	Spline	SP	Linear	Spline	SP	Linear	Spline
1	0.2655	1.0977	0.4391	0.0036	0.0256	0.0082	95	124	96
2	0.4156	1.8235	0.6335	0.0057	0.0401	0.0113	198	226	202
3	0.3148	1.3365	0.4962	0.0043	0.0311	0.0090	119	188	131
4	0.4318	1.8699	0.7217	0.0075	0.0438	0.0151	123	147	122
5	0.2773	1.1810	0.4400	0.0036	0.0274	0.0080	69	172	109

表 6－2　肺图像在第 2 种全局运动模型时的插值误差

Images	MD			NSD			LD		
	SP	Linear	Spline	SP	Linear	Spline	SP	Linear	Spline
1	0.1089	0.1789	0.1002	0.0011	0.0012	0.0013	81	79	80
2	0.1681	0.3069	0.1662	0.0018	0.0024	0.0023	124	125	126
3	0.0900	0.1895	0.0835	0.0005	0.0008	0.0009	57	63	64
4	0.1261	0.2418	0.0943	0.0011	0.0014	0.0010	95	96	99
5	0.0697	0.1501	0.0507	0.0004	0.0005	0.0004	29	45	51

图 6－6 显示了两种运动模型分别采用 3 种形变方法在移除时间点进行图像插值的结果与原始移除图像的强度差异图，两行分别表示两个肺 case 的强度

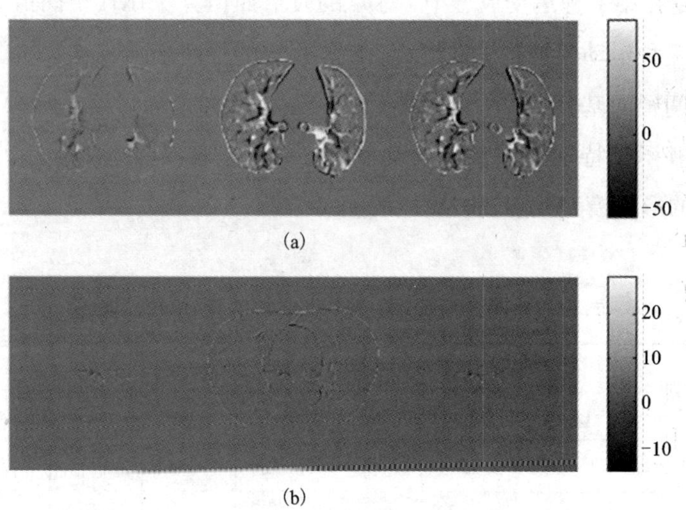

图 6－6　两个不同 case 的肺插值图像和原始图像在轴状面的强度差异图

(a)表示移除时间点为 6 的第 1 种运动模型的结果；(b)表示移除时间点为 2 的第 2 种运动模型的结果。(a)、(b)中从左到右 3 列均分别表示为时空变换插值、线性插值和样条插值

差异。可以看出，本章模型在局部形变插值结果中能够较好地保持血管的边缘和肺的轮廓，而线性和样条插值图像会出现模糊，肺的轮廓与原始图像不同，这是由于这里采用了 TPS 作为径向基函数。本章的全局运动模型和样条插值的结果都优于线性插值。该实验表明了本章基于时空径向基函数的四维时空形变模型用在图像插值中的可行性。

6.5.3　运行时间

本章算法执行的软件环境为 MATLAB 2011a，计算机配置为 3.2 GHz 四核的 CPU、10 GB 内存。本章算法的运动模型评价和四维图像插值的每个样例的运行时间都在 2 min 以内，实时性较好。

6.6　本章小结

本章提出了一种基于时空径向基函数的时空形变构造模型。该模型将时间维引入传统的径向基函数，构建了时空径向基函数，并在此基础上，构建了基于时空径向基函数的时空形变模型，该模型可以估计出三维体数据中任意点在任何时间的空间位置。本章详细讨论了该时空形变模型的性质，包括可分离性、可解性、空间平滑、时间平滑等。理论分析表明，该时空变换模型可去耦合为一系列的一维变换和三维变换，从而可以大大减少四维形变模型的计算时间。选用正定径向基函数能够保证该模型的可解性，同时选用的空间径向基函数的性能决定了该模型在空间域的平滑性，而选用的时间径向基函数决定了该模型在时间域的平滑性。本章通过设计两种运动模型对时空形变模型进行了评价，一类为局部运动模型，另一类为全局运动模型，实验结果表明本章的时空形变模型在两类模型评测中的效果都比较理想。

第 7 章 结束语

在图像引导放射治疗中，由于呼吸运动的影响，会造成图像伪影和肺肿瘤位置的不确定，这将严重影响到图像放射治疗的效果。因此，研究肺运动的特点，找出针对个体的肺运动模型对肺癌的精确放射治疗越来越重要。图像配准是肺运动估计的核心技术，而基于点集匹配算法由于其良好的鲁棒性，可以在图像配准中发挥重要作用。但是点集匹配在进行肺运动估计时存在配准精度不高、形变场易发生异常、四维图像配准中目标在时间维度的相关性不够等问题，因此研究基于点集匹配算法以估计高精度、稳定的肺运动模型具有重要的意义。本书对四维肺 CT 图像的点集匹配算法进行了深入的研究，以建立一个精确度高、拓扑保持和平滑性好的肺呼吸运动估计模型，使其在肺肿瘤的诊断、制订治疗计划及放射治疗时更有针对性和指导意义。

本书以肺呼吸运动估计为研究背景，深入分析基于点集匹配算法的四维图像配准存在的问题，针对肺运动估计中的点集匹配算法进行研究，主要贡献如下。

（1）提出了一种基于动态点集匹配的肺运动估计算法

该算法针对现有点集匹配算法都是基于固定点集，解决应用于图像配准问题时配准精度难以进一步提高的问题，在虚拟目标点周围根据图像强度信息与源点之间的对应关系，建立了有约束的最小二乘模型对配准点集进行动态调整，使源点集与目标点集之间不仅在空间位置达到匹配，同时使图像强度信息的对应关系达到匹配。在求解有约束最小二乘模型时，提出了一种近似求解算法，该近似求解算法能够有效地减少求解时间，提高点集调整的效率。

DIR－lab和POPI－model数据集实验结果表明，该算法与其他经典算法相比，其空间精度和计算速度都有较大提高。在整个胸部(包括肺和胸壁)的滑动运动估计中，能有效对肺边界的滑动运动进行估计。该算法并且参加了EMPIRE10挑战比赛，在对进行肺边界对齐、裂纹对齐、拓扑保持及标志点对应精度等性能指标综合评价中，该算法性能较好。

(2)提出了一种基于点集匹配和时空追踪的肺运动估计算法

该算法在鲁棒性点集匹配的基础上，根据特征点在不同相位的空间位置，在时间维利用L1范数正则化约束的最小二乘算法对特征点轨迹进行拟合，并进一步利用空间mean－shift算法对点集位置进行微调整，使目标点周围局部图像信息与其对应的源点周围局部图像的信息更相似，提高了目标点与源点的对应精度。该算法既考虑了四维图像配准时目标在时间维度的相关性，又对点集进行了动态调整，可以得到精度较高的配准结果，并使三维点的运动轨迹更稳定、更符合肺运动特点。在DIR－lab、POPI－model、CREATIS等相对运动较小的肺数据集进行评价时，该算法是参与评价的所有算法中空间精度最高的。在COPDgene这种相对运动较大的肺数据集进行评价时，该算法不但可以保证较好的空间精度，同时由于时间维轨迹拟合的引入，其空间形变域的拓扑保持性能也优于现有算法。

(3)提出了一种基于L1范数与拓扑保持约束的点集匹配算法

该算法针对点集匹配算法存在的形变易发生异常的问题，构建了一个正则化约束的最小二乘模型，分别从弹性变换的鲁棒性、仿射变换的稳定性、空间变换扭曲能量、拓扑保持性等方面对形变场引入正则项约束，并给出了该模型的精确求解算法。该模型可以在点集中存在较多离群点的情况下求解稳定的、扭曲能量较小的、拓扑保持的形变函数，在进行肺部运动模型估计时，可以解决传统点集匹配算法在离群点较多时存在的形变场容易发生异常的问题。该算法在离群点较少时，扭曲能量与已有点集匹配算法相当，而配准精度和体保持性能的综合评价优于现有算法；在离群点较多的情况下，该算法具有较高的配准精度，较小的扭曲能量。同时，剪切应变的度量表明该算法得到的形变场具有更好的拓扑保持性能。

(4)提出了一种基于时空径向基函数的四维形变模型

该算法在定义时空控制点的基础上，构建了时空径向基函数，并在此基础上，构建了基于时空径向基函数的时空形变模型，该模型可以估计出三维体数据中任意点在任何时间的位置。从理论上讨论了该时空形变模型的可分离性、可解性、空间平滑性和时间平滑性等性能。该时空形变模型可去耦合为一组一维形变和三维形变模型，从而可以大量减少四维形变模型的计算时间。通过选用正定的径向基函数保证该模型可解性，同时通过选用性能优良的空间径向基函数可使空间形变场在空间域平滑，通过选用性能优良的时间径向基函数可使运动轨迹在时间域平滑。该模型可以对肺运动的连续场进行估计，用于表达肺组织的连续运动特点。

本书在基于正则化点集匹配的肺运动估计算法中开展了一系列的研究工作，也取得了一定的成果，但在肺运动估计中还是存在一些问题待进一步研究，主要包括以下几个方面。

(1)点间对应关系只考虑点集形状、图像的强度信息等。这些特征信息在某些情况下对点特征的表达不充分，可以考虑增加点集拓扑结构、边的约束关系等信息进一步提高点集对应关系的精度。

(2)肺部组织在某些疾病情况下会发生较大形变。如慢性阻塞性肺病，肺结构在运动中会发生较大变化，单纯利用肺的局部区域图像的差异判定点的对应关系有局限性，可以考虑将稀疏表示的思想引入，通过字典的冗余性解决局部结构的变化问题。

(3)在四维点集匹配算法中，本书已把时间维引入进来，但只对独立的点的运动轨迹在时间维进行约束，后续工作可以考虑用时间维约束相邻的多个点组成的点簇轨迹，这样可以使点集轨迹估计更稳定。

(4)已有部分学者尝试利用深度学习进行图像配准，且实时性较好，因此把深度学习的方法用于肺运动估计是一种值得尝试的方法。

参考文献

[1] Hawkes DJ. From clinical imaging and computational models to personalised medicine and image guided interventions[J]. Medical Image Analysis, 2016, 33: 50 -55.

[2] Schlachter M, Fechter T, Jurisic M, et al. Visualization of deformable image registration quality using local image dissimilarity[J]. IEEE Transactions on Medical Imaging, 2016, 35(10): 2319 -2328.

[3] Tehrani JN, McEwan A, Wang J. Lung surface deformation prediction from spirometry measurement and chest wall surface motion[J]. Medical Physics, 2016, 43(10): 5493 -5502.

[4] Cox JD, Chang JY, Komaki R. 肺癌图像引导放射治疗[M]. 刘明, 寨福山, 译. 江苏: 江苏科学技术出版社, 2009.

[5] Zhang Y, Yang J, Zhang L, et al. Modeling respiratory motion for reducing motion artifacts in 4D -CT images[J]. Medical physics, 2013, 40(4): 041716 (13).

[6] Ehrhardt J, Werner R, Schmidt -Richberg A, et al. Statistical modeling of 4D respiratory lung motion using diffeomorphic image registration[J]. IEEE Transactions on Medical Imaging, 2011, 30(2): 251 -265.

[7] Sarrut D, Boldea V, Miguet S, et al. Simulation of four -dimensional CT images from deformable registration between inhale and exhale breath -hold CT scans[J]. Medical Physics, 2006, 33(3): 605 -617.

[8] Mcclelland JR, Hawkes DJ, Schaeffter T, et al. Respiratory motion models: a review[J]. Medical Image Analysis, 2013, 17(1): 19 -42.

[9] Miyawaki S, Choi S, Hoffman EA, et al. A 4DCT imaging -based breathing lung model

with relative hysteresis[J]. Journal of Computational Physics, 2016, 326: 76 - 90.

[10] Zhang PP, Rimner A, Yorke E, et al. A geometric atlas to predict lung tumor shrinkage for radiotherapy treatment planning[J]. Physics in Medicine and Biology, 2017, 62(3): 702 - 714.

[11] Chao M, Yuan YD, Sheu RD, et al. A feasibility study of tumor motion estimate with regional deformable registration method for 4 - dimensional radiation therapy of lung cancer [J]. Technology in Cancer Research & Treatment, 2016, 15(5): NP8 - NP16.

[12] Cazoulat G, Owen D, Matuszak MM, et al. Biomechanical deformable image registration of longitudinal lung CT images using vessel information[J]. Physics in Medicine and Biology, 2016, 61(13): 4826 - 4839.

[13] He T, Xue Z, Xie W, et al. Online 4 - D CT estimation for patient - specific respiratory motion based on real - time breathing signals [C]. in: Proceedings of the 13th International Conference on Medical Image Computing and Computer - Assisted Intervention, Beijing, China, 2010, 392 - 399.

[14] Wu G, Wang Q, Lian J, et al. Estimating the 4D respiratory lung motion by spatiotemporal registration and building super - resolution image[C]. in: Proceedings of the 14th International Conference on Medical Image Computing and Computer - Assisted Intervention, Toronto, Canada, 18 - 22 September, 2011, 532 - 539.

[15] Liu YC, Jin RC, Chen M, et al. Contour propagation using non - uniform cubic B - splines for lung tumor delineation in 4D - CT[J]. International Journal of Computer Assisted Radiology and Surgery, 2016, 11(12): 2139 - 2151.

[16] Brost A, Liao R, Strobel N, et al. Respiratory motion compensation by model - based catheter tracking during EP procedures[J]. Medical Image Analysis, 2010, 14(5): 695 - 706.

[17] Wu G, Wang Q, Lian J, et al. Reconstruction of 4D - CT from a single free - breathing 3D - CT by spatial - temporal image registration [C]. in: Proceedings of the 22nd International Conference on Information Processing in Medical Imaging, KlosterIrsee, Germany, 2011, 686 - 698.

[18] Dang J, Yin FF, You T, et al. Simultaneous 4D - CBCT reconstruction with sliding motion constraint[J]. Medical Physics, 2016, 43(10): 5453 - 5463.

[19] http://www.360doc.com/content/15/0731/22/22313943_488636334.shtml.

[20] Yang RM, Li L, Wei XH, et al. Differentiation of central lung cancer from atelectasis: comparison of diffusion - weighted MRI with PET/CT[J]. PloS One, 2013, 8(4): e60279 (8).

[21] 赵涓涓. 基于 PET - CT 的肺癌早期计算机辅助诊断技术[M]. 北京:国防工业出版社, 2015.

[22] Castillo R, Castillo E, Guerra R. A framework for evaluation of deformable image registration spatial accuracy using large landmark point sets[J]. Physics in Medicine and Biology, 2009, 54(7): 1849 - 1870.

[23] Castillo E, Castillo R, Martinez J, et al. Four - dimensional deformable image registration using trajectory modeling[J]. Physics in Medicine and Biology, 2010, 55: 305 - 327.

[24] Castillo R, Castillo E, Fuentes D. A reference dataset for deformable image registration spatial accuracy evaluation using the COPDgene study archive[J]. Physics in medicine and biology, 2013, 58 (9): 2861 - 2877.

[25] Vandemeulebroucke J, Sarrut D, Clarysse P. The POPI - model, a point - validated pixel - based breathing thorax model[C]. in: Proceedings of the XVth International Conference on the Use of Computers in Radiation Therapy, Toronto, Canada, 2007, 1 - 8.

[26] Vandemeulebroucke J, Rit S, Kybic J. Spatiotemporal motion estimation for respiratory - correlated imaging of the lungs[J]. Medical Physics, 2011, 38(1): 166 - 178.

[27] Wu G, Wang Q, Lian J, et al. Estimating the 4D respiratory lung motion by spatiotemporal registration and super - resolution image reconstruction[J]. Medical Physics, 2013, 40(3): 031710(17).

[28] Murphy K, van Ginneken B, Pluim JPW, et al. Semi - automatic reference standard construction for quantitative evaluation of lung CT registration[C] in: Proceedings of Medical Image Computing and Computer - Assisted Intervention, New York, USA, 2008, 1006 - 1013.

[29] Wen N, Glide - Hurst C, Nurushev T, et al. Evaluation of the deformation and corresponding dosimetric implications in prostate cancer treatment[J]. Physics in Medicine and Biology, 2012, 57(17): 5361 - 5379.

[30] Sotiras A, Davatzikos C, Paragios N. Deformable medical image registration: a survey [J]. IEEE Transactions on Medical Imaging, 2013, 32(7): 1153 - 1190.

[31] Antoine Maintz JB, Viergever MA. A survey of medical image registration[J]. Medical

Image Analysis, 1998, 2(1): 1－36.

[32] Lester H, Arridge SR. A survey of hierarchical non－linear medical image registration [J]. Pattern Recognition, 1999, 32: 129－149.

[33] Zitová B, Flusser J. Image registration methods: a survey [J]. Image and Vision Computing, 2003, 21: 977－1000.

[34] Vijayan S, Klein S, Hofstad EF, et al. Motion tracking in the liver: validation of a method based on 4D ultrasound using a nonrigid registration technique [J]. Medical physics, 2014, 41(8): 562－569.

[35] 强彦，卢军佐，赵涓涓，等. 基于 PET/CT 的孤立性肺结节的自动分割方法[J]. 清华大学学报(自然科学版), 2013, 53(2): 200－204.

[36] Gigengack F, Ruthotto L, Burger M, et al. Motion correction in dual gated cardiac PET using mass－preserving image registration[J]. IEEE Transactions on Medical Imaging, 2012, 31(3): 698－712.

[37] 彭磊，李光耀，肖莽，等. 基于邻域结构和高斯混合模型的非刚性点集配准算法[J]. 电子与信息学报, 2016, 38(1): 47－52.

[38] 邹湘军，林桂潮，唐昀超，等. 改进迭代最近点法的亚像素级零件图像配准[J]. 计算机辅助设计与图形学学报, 2016, 28(8): 1242－1249.

[39] 赵明，安博文，王天真，等. 基于双向邻域过滤策略的图形匹配类遥感图像配准算法[J]. 红外与毫米波学报, 2014, 33(1): 78－83.

[40] Klein GJ, Huesman RH. Four－dimensional processing of deformable cardiac PET data [J]. Medical Image Analysis, 2002, 6(1): 29－46.

[41] Bai W, Brady SM. Spatio－temporal image registration for respiratory motion correction in pet imaging[C]. in: Proceedings of IEEE International Symposium on Biomedical Imaging－From Nano to Macro, Boston, MA , USA, 2009, 426－429.

[42] Ledesma－Carbayo MJ, Kybic J, Desco M, et al. Spatio－temporal nonrigid registration for ultrasound cardiac motion estimation[J]. IEEE transactions on medical imaging, 2005, 24(9): 1113－1126.

[43] Shen D, Sundar H, Xue Z, et al. Consistent estimation of cardiac motions by 4D image registration[C]. in: Proceedings of Medical Image Computing and Computer－Assisted Intervention, Palm Springs, USA, 2005, 902－910.

[44] Sundar H, Litt H, Shen D. Estimating myocardial motion by 4D image warping[J].

Pattern Recognition, 2009, 42(11): 2514 - 2526.

[45] Liao S, Jia H, Wu G, et al. A novel framework for longitudinal atlas construction with groupwise registration of subject image sequences[J]. NeuroImage, 2012, 59(2): 1275 - 1289.

[46] Guerrero T, Sanders K, Castillo E, et al. Dynamic ventilation imaging from four - dimensional computed tomography[J]. Physics in Medicine and Biology, 2006, 51: 777 - 791.

[47] Boldea V, Sharp GC, Jiang S B, et al. 4D - CT lung motion estimation with deformable registration: quantification of motion nonlinearity and hysteresis[J]. Medical Physics, 2008, 35(3): 1008 - 1018.

[48] Metz CT, Klein S, Schaap M, et al. Nonrigid registration of dynamic medical imaging data using nD + tB - splines and a groupwise optimization approach[J]. Medical Image Analysis, 2011, 15(2): 238 - 249.

[49] Yang D, Lu W, Low DA, et al. 4D - CT motion estimation using deformable image registration and 5D respiratory motion modeling[J]. Medical Physics, 2008, 35(10): 4577 - 4590.

[50] Song T, Lee VS, Rusinek H, et al. Automatic 4 - D registration in dynamic MR renography based on over - complete dyadic wavelet and Fourier transforms[C]. in: Proceedings of Medical Image Computing and Computer - Assisted Intervention, Palm Springs, USA, 2005, 205 - 213.

[51] Song T, Lee VS, Rusinek H, et al. Integrated four dimensional registration and segmentation of dynamic renal MR images[C]. in: Proceedings of Medical Image Computing and Computer - Assisted Intervention, Copenhagen, Denmark, 2006, 758 - 765.

[52] Ehrhardt J, Werner R, Saring D. An optical flow based method for improved reconstruction of 4D - CT data sets acquired during free breathing[J]. Medical Physics, 2007, 34(2): 711 - 721.

[53] Ehrhardt J, Saring D, Handels H. Optical flow based interpolation of temporal image sequences[C]. in: Proceedings of Medical Imaging 2006 Conference. San Diego, USA, 2006, 61442K(8).

[54] Xue Z, Shen D, Davatzikos C. CLASSIC: consistent longitudinal alignment and segmentat - ion for serial image computing[J]. NeuroImage, 2006, 30(2): 388 - 399.

[55] Chandrashekara R, Mohiaddin R, Rueckert D. Cardiac motion tracking in tagged MR images using a 4D B - spline motion model and nonrigid image registration[C]. in: Proceedings of 2004 2ND IEEE International Symposium on Biomedical Imaging: Macro to Nano. Arlington, USA, 2004, 468-471.

[56] Pluim JPW, Maintz JBA, Viergever M A. Mutual information based registration of medical images: a survey[J]. IEEE Transactions on Medical Imaging, 2003, 22(8): 986-1004.

[57] Tan C, Yi JB, Yang X. Transformation models for four - dimensional image registration: a survey[J]. Recent Patents and Topics on Imaging, 2015, 5(2): 88-96.

[58] Guerrero T, Zhang G, Huang TC, et al. Intrathoracic tumor motion estimation from CT imaging using the 3D optical flow method[J]. Physics in Medicine and Biology, 2004, 49(17): 4147-4161.

[59] De Craene M, Piella G, Camara O, et al. Temporal diffeomorphic free - form deformation: application to motion and strain estimation from 3D echocardiography[J]. Medical image analysis, 2012, 16(2): 427-450.

[60] Horn BKP, Schunck BG. Determining optical flow[J]. Artificial intelligence, 1981, 17(1-3): 185-203.

[61] 许鸿奎, 江铭炎, 杨明强. 基于改进光流场模型的脑部多模医学图像配准[J]. 电子学报, 2012, 40(3): 525-529.

[62] Handels H, Werner R, Schmidt R, et al. 4D medical image computing and visualization of lung tumor mobility in spatio - temporal CT image data[J]. International Journal of Medical Informatics, 2007(3), 76: s433-s439.

[63] Beg MF, Miller MI, Trouvé A, et al. Computing large deformation metric mappings via geodesic flows of diffeomorphisms[J]. International journal of computer vision, 2005, 61(2): 139-157.

[64] 闫德勤, 刘彩凤, 刘胜蓝, 等. 大形变微分同胚图像配准快速算法[J]. 自动化学报, 2015, 41(8): 1461-1470.

[65] Keall PJ, Joshi S, Vedam SS, et al. Four - dimensional radiotherapy planning for DMLC - based respiratory motion tracking[J]. Medical Physics, 2005, 32(4): 942-951.

[66] Ashburner J. A fast diffeomorphic image registration algorithm[J]. NeuroImage, 2007, 38(1): 95-113.

[67] Thirion JP. Image matching as a diffusion process: an analogy with Maxwell's demons[J].

Medical image analysis, 1998, 2(3): 243 - 260.

[68] Vercauteren T, Pennec X, Perchant A, et al. Diffeomorphic Demons: efficient non - parametric image registration[J], Neuroimage, 2009, 45(1): s61 - s72.

[69] Szeliski R, Coughlan J. Spline - based image registration[J]. International Journal of Computer Vision, 1997, 22(3): 199 - 218.

[70] Castillo E, Castillo R, Fuentes D, et al. Computing global minimizers to a constrained B - spline image registration problem from optimal l1 perturbations to block match data[J]. Medical physics, 2014, 41(4): 041904.

[71] Gorbunova V, Sporring J, Lo P, et al. Mass preserving image registration for lung CT[J]. Medical Image Analysis, 2012, 16(4): 786 - 795.

[72] Shen D, Davatzikos C. HAMMER: hierarchical attribute matching mechanism for elastic registration[J]. IEEE Transactions on Medical Imaging, 2002, 21(11): 1421 - 1439.

[73] Audette MA, Ferrie FP, Peters TM. An algorithmic overview of surface registration techniques for medical imaging[J]. Medical image analysis, 2000, 4(3): 201 - 217.

[74] McInerney T, Terzopoulos D. Deformable models in medical image analysis: a survey[J]. Medical image analysis, 1996, 1(2): 91 - 108.

[75] Davatzikos C. Nonlinear registration of brain images using deformable models[C]. in: Proceedings of the Workshop on Mathematical Methods in Biomedical Image Analysis, San Francisco, CA, USA, 1996, 94 - 103.

[76] Cuisenaire O, Thiran JP, Macq B, et al. Automatic registration of 3D MR images with a computerized brain atlas[C]. in: Proceedings of the Medical Imaging 1996: Image Processing, Newport Beach, CA, USA, 12 February, 1996, 438 - 448.

[77] Davatzikos C, Prince JL. Brain image registration based on curve mapping[C]. in: Proceedings of IEEE Workshop on Biomedical Image Analysis, Seattle, WA, USA, 24 - 25 June, 1994, 245 - 254.

[78] Thirion JP. Non - rigid matching using demons[C]. in: Proceedings of IEEE Conference on Computer Vision and Pattern Recognition, San Francisco, CA, USA, 1996, 245 - 251.

[79] Lowe DG. Distinctive image features from scale - invariant keypoints[J]. International Journal of Computer Vision, 2004, 60(2):91 - 110.

[80] Xie Y, Chao M, Xing L. Tissue feature - based and segmented deformable image

registration for improved modeling of the shear movement of the Lungs[J]. Int J Radiat Oncol Biol Phys, 2009, 74(4): 1256 - 1265.

[81] Bay H, Ess A, Tuytelaars T, et al. Speeded - up robust features (SURF)[J]. Computer Vision and Image Understanding, 2008, 110(3): 346 - 359.

[82] Xiong G, Chen C, Chen J, et al. Tracking the motion trajectories of junction structures in 4D - CT images of the lung[J]. Physics in medicine and biology, 2012, 57(15): 4905 - 4930.

[83] Fan S, Yang X. 3D corresponding control points estimation using mean shift iteration[J]. Telkomnika - Indonesian Journal of Electrical Engineering, 2012, 10(5): 1040 - 1050.

[84] Yang X, Pei JH. Lung deformation estimation using spatially mean shift for 4D - CT[C]. in: Proceedings of the 2013 IEEE International Conference on Bioinformatics and Biomedicine, Shanghai, China, 2013, 237 - 242.

[85] Wu J, Yang X. Deformable registration of 4D - CT lung image using landmark tracking [J]. Biomedical Research, 2016, 27(3): 801 - 811.

[86] 陈文,傅卓佳,魏星. 科学与工程计算中的径向基函数方法[M]. 北京:科学出版社,2014.

[87] 吴宗敏. 散乱数据拟合的模型、方法和理论[M]. 北京:科学出版社,2007.

[88] Coselmon MM, Balter JM, Mc Shan DL, et al. Mutual information based CT registration of the lung at exhale and inhale breathing states using thin - plate splines[J]. Medical Physics, 2004, 31(11): 2942 - 2948.

[89] Hibbard LS, Hawkins RA. Objective image alignment for three - dimensional reconstruction of digital autoradiograms[J]. Journal of neuroscience methods, 1988, 26(1): 55 - 74.

[90] Stockman G. Object recognition and localization via pose clustering[J]. Computer Vision, Graphics, and Image Processing, 1987, 40(3): 361 - 387.

[91] Grimson WEL, Lozano - Perez T. Localizing overlapping parts by searching the interpretation tree[J]. IEEE Transactions on Pattern Analysis and Machine Intelligence, 1987 9(4): 469 - 482.

[92] Huttenlocher DP, Klanderman GA, Rucklidge WJ. Comparing images using the Hausdorff distance[J]. IEEE Transactions on pattern analysis and machine intelligence, 1993, 15 (9): 850 - 863.

[93] Lamdan Y, Schwartz JT, Wolfson HJ. Object recognition by affine invariant matching [C]. in: Proceedings of CVPR 88: The Computer Society Conference on Computer Vision and Pattern Recognition, Ann Arbor, MI, USA, 1988, 335 - 344.

[94] Johnson HJ, Christensen GE. Consistent landmark and intensity - based image registration [J]. IEEE Transactions on Medical Imaging, 2002, 21(5): 450 - 461.

[95] Polzin T, Ruhaak J, Werner R, et al. Combining automatic landmark detection and variational methods for lung CT registration [C]. in: Proceedings of the 5th International Workshop on Pulmonary Image Analysis, Nagoya, Japan, 2013, 85 - 96.

[96] Heinrich MP, Handels H, Simpson IJA. Estimating large lung motion in COPD patients by symmetric regularised correspondence fields [C]. in: Proceedings of the 18th International Conference on Medical Image Computing and Computer - Assisted Intervention, Munich, Germany, 2015, 338 - 345.

[97] Glocker B, Sotiras A, Komodakis N. Deformable medical image registration: setting the state of the art with discrete methods [J] Annual Review of Biomedical Engineering, 2011, 13: 219 - 244.

[98] Rohr K, Cathier P, Worz S. Elastic registration of electrophoresis images using intensity information and point landmarks [J]. Pattern Recognition, 2004, 37(5): 1035 - 1048.

[99] Biesdorf A, Worz S, Kaiser HJ, et al. Hybrid spline - based multimodal registration using local measures for Joint Entropy and Mutual Information [C]. in: Proceedings of the 12th International Conference on Medical Image Computing and Computer - Assisted Intervention, London, England, 2009, 607 - 615.

[100] Besl PJ, McKay ND. A method for registration of 3 - D shapes [J]. IEEE Transactions on Pattern Analysis and Machine Intelligence, 1992, 14(2): 239 - 256.

[101] Taron M, Paragios N, Jolly MP. Registration with uncertainties and statistical modeling of shapes with variable Metric kernels [J]. IEEE Transactions on Pattern Analysis and Machine Intelligence, 2009, 31(1): 99 - 113.

[102] Sacharow A, Balzer J, Biermann D, et al. Non - rigid isometric ICP: A practical registration method for the analysis and compensation of form errors in production engineering [J]. Computer - Aided Design, 2011, 43(12): 1758 - 1768.

[103] Chi J, Tu C, Zhang C. Dynamic 3D facial expression modeling using Laplacian smooth and multi - scale mesh matching [J]. Visual Computer, 2014, 30(6 - 8): 649 - 659.

[104] Chui H, Rangarajan A. A new point matching algorithm for non-rigid registration[J]. Computer Vision and Image Understanding, 2003, 89(2-3): 114-141.

[105] Myronenko A, Song X, Carreira-Perpinán MA. Non-rigid point set registration: coherent point drift[C]. in: Proceedings of the 20th Annual Conference on Neural Information Processing Systems, Vancouver, Canada, 2006, 1009-1016.

[106] Myronenko A, Song X. Point set registration: Coherent point drift[J]. IEEE Transactions on Pattern Analysis and Machine Intelligence, 2010, 32(12): 2262-2275.

[107] 马佳义. 基于非参数模型的点集匹配算法研究[D]. 武汉:华中科技大学博士学位论文,2014.

[108] Ma J, Chen J, Ming D. A mixture model for robust point matching under multi-layer motion[J]. Plos One, 2014. 9(3): e92282 (9pp.).

[109] Jian B, Vemuri BC. Robust point set registration using gaussian mixture models[J]. IEEE Transactions on Pattern Analysis and Machine Intelligence, 2011, 33(8): 1633-1645.

[110] Tang J, Shao L, Zhen X. Robust point pattern matching based on spectral context[J]. Pattern Recognition, 2014, 47(3): 1469-1484.

[111] Zhao Y, Su J. Local sharpness distribution-based feature points matching algorithm[J]. Journal of Electronic Imaging, 2014, 23(1): 013011(9pp.).

[112] Yang J. The thin plate spline robust point matching (TPS-RPM) algorithm: A revisit [J]. Pattern Recognition Letters, 2011, 32(7): 910-918.

[113] Zheng J, Tian J, Deng K. Salient feature region: A new method for retinal image registration[J]. IEEE Transactions on Information Technology in Biomedicine, 2011, 15 (2): 221-232.

[114] Zheng Y, Doermann D. Robust point matching for nonrigid shapes by preserving local neighborhood structures [J]. IEEE Transactions on Pattern Analysis and Machine Intelligence, 2006, 28(4): 643-649.

[115] Liu Z, An J, Jing Y. A simple and robust feature point matching algorithm based on restricted spatial order constraints for aerial image registration[J]. IEEE Transactions on Geoscience and Remote Sensing, 2012, 50(2): 514-527.

[116] Zhang K, Li X, Zhang J. A robust point-matching algorithm for remote sensing image registration[J]. IEEE Geoscience and Remote Sensing Letters, 2014, 11(2): 469-473.

[117] Beckouche S, Leprince S, Sabater N. Robust outliers detection in image point matching

[C]. in: Proceedings of IEEE International Conference on Computer Vision, Barcelona, Spain, 2011, 180 - 187.

[118] Feng J, Ip HHS, Lai LY. Robust point correspondence matching and similarity measuring for 3D models by relative angle - context distributions[J]. Image and Vision Computing, 2008, 26(6): 761 - 775.

[119] Choi O, Kweon IS. Robust feature point matching by preserving local geometric consistency[J]. Computer Vision and Image Understanding, 2009, 113(6): 726 - 742.

[120] Ng ES, Kingsbury NG. Robust pairwise matching of interest points with complex wavelets [J]. IEEE Transactions on Image Processing, 2012, 21(8): 3429 - 3442.

[121] Faugeras OD. What can be seen in three dimensions with an uncalibrated stereo rig? [C]. in: Proceedings of the Second European Conference on Computer Vision, Santa Margherita Ligure, Italy, 1992, 563 - 578.

[122] Hartley RI. Estimation of relative camera positions for uncalibrated cameras[C]. in: Proceedings of the Second European Conference on Computer Vision, Santa Margherita Ligure, Italy, 1992, 579 - 587.

[123] Heinrich MP, Jenkinson M, Brady S M, et al. MRF - based deformation registration and ventilation estimation of lung CT[J]. IEEE transaction on medical imaging, 2013, 32(7): 1239 - 1248.

[124] 郭薇. 面向多种医学图像的肺癌计算机辅助诊断关键技术研究[D]. 东北大学博士学位论文,2011.

[125] 赖均. 面向肺疾病检测的胸腔 CT 影像分割研究[D]. 成都:电子科技大学博士学位论文,2013.

[126] 余建明. 医学影像技术学[M]. 北京:科学出版社,2014.

[127] 王骏,赵海涛,张益兰,等. 医学影像技术学[M]. 北京:人民军医出版社,2011.

[128] Jahani N, Yin Y, Hoffman E A, et al. Assessment of regional non - linear tissue deformation and air volume change of human lungs via image registration[J]. Journal of Biomechanics, 2014, 47(7): 1626 - 1633.

[129] Risser L, Vialard F, Baluwala HY, et al. Piecewise - diffeomorphic image registration: Application to the motion estimation between 3D - CT lung images with sliding conditions [J]. Medical Image Analysis, 2013, 17 (2): 182 - 193.

[130] Kabus S, Klinder T, Murphy K, et al. Evaluation of 4D - CT lung registration[C]. in:

Proceedings of 12th International Conference on Medical Image Computing and Computer－Assisted Intervention, London, England, 2009, 747－754.

[131] Murphy K, Ginneken BV, Reinhardt JM, et al. Evaluation of registration methods on thoracic CT: the EMPIRE10 challenge[J]. IEEE Transactions on Medical Imaging, 2011, 30(11): 1901－1920.

[132] Frangi AF, Niessen WJ, Vincken KL. Multiscale vessel enhancement filtering[C]. in: Proceedings of the 1st International Conference on Medical Image Computing and Computer－Assisted Intervention, Massachusetts, USA, 1998, 130－137.

[133] Perona P, Malik J. Scale－space and edge detection using anisotropic diffusion[J]. IEEE Transactions on Pattern Analysis and Machine Intelligence, 1990, 12(7): 629－639.

[134] Yi JB, Yang X, Chen GL, et al. Lung motion estimation using dynamic point shifting: An innovative model based on a robust point matching algorithm[J]. Medical Physics, 2015, 42(10):5616－5632.

[135] Sun W, Yang X. Nonrigid image registration based on control point matching and shifting [J]. Optical Engineering, 2011, 50(2), 027006(10pp.).

[136] Moore EH. On the reciprocal of the general algebraic matrix[J]. Bulletin of the American Mathematical Society, 1920, 26: 394－395.

[137] Penrose R. A generalized inverse for matrices[J]. Mathematical Proceedings of the Cambridge Philosophical Society, 1955, 51(3): 406－413.

[138] 王松桂,杨振海. 广义逆矩阵及其应用[M]. 北京:北京工业大学出版社,1996.

[139] Kraats EBVD, Penney GP, Tomazevic D. Standardized evaluation methodology for 2－D－3－D registration[J]. IEEE Transactions on Medical Imaging, 2005, 24(9): 1177－1189.

[140] Sun W, Poot DHJ, Smal I, et al. Stochastic optimization with randomized smoothing for image registration[J]. Medical Image Analysis, 2017, 35: 146－158.

[141] Van Rikxoort EM, de Hoop B, Viergever M, et al. Automatic lung segmentation from thoracic computed tomography scans using a hybrid approach with error detection[J]. Medical Physics, 2009, 36(7): 2934－2947.

[142] Van Rikxoort EM, van Ginneken B, Klik M, et al. Supervised enhancement filters: application to fissure detection in chest CT scans[J]. IEEE Transactions on Medical Imaging, 2008, 27(1): 1:10.

[143] Murphy K, van Ginneken B, Klein S. Semi－automatic construction of reference standards

for evaluation of image registration[J]. Medical Image Analysis, 2011, 15(1): 71-84.

[144] Amelon RE, Cao K, Reinhardt JM, et al. A Measure for Characterizing Sliding on Lung Boundaries[J]. Annals of Biomedical Engineering, 2014, 42(3):642-50.

[145] Papież BW, Heinrich MP, Fehrenbach J, et al. An implicit sliding-motion preserving regularisation via bilateral filtering for deformable image registration[J]. Medical Image Analysis, 2014, 18(8): 1299-1311.

[146] Comaniciu D, Meer P. Mean shift: a robust approach toward feature space analysis [J]. IEEE Transactions on Pattern Analysis and Machine Intelligence, 2002, 24 (5): 603-619.

[147] Yi JB, Yang H, Yang X, et al. Lung motion estimation by robust point matching and spatiotemporal tracking for 4D-CT[J]. Computers in Biology and Medicine, 2016, 78: 107-119.

[148] Han X. Feature-constrained nonlinear registration of lung CR images[C]. in: Proceedings of the Medical Image Analysis for the Clinic: A Grand Challenge, Beijing, China, 2010, 63-72.

[149] Dieterich S, Suh Y, Tumor motion ranges due to respiration and respiratory motion characteristics[M]. Treating Tumors that Move with Respiration. New York: Springer Berlin Heidelberg, 2007.

[150] Eom J, Xu XG, De S, et al. Predictive modeling of lung motion over the entire respiratory cycle using measured pressure-volume data, 4DCT images, and finite-element analysis [J]. Medical Physics, 2010, 37(8): 4389-4400.

[151] Yi JB, Li YR, Yang X, et al. Robust point matching by l1 regularization[C], in: Proceedings of the 2015 IEEE International Conference on Bioinformatics and Biomedicine, Washington, DC, USA, 2015, 369-374.

[152] Shirato H, Seppenwoolde Y, Kitamura K, et al. Intrafractional tumor motion: lung and liver[J]. Seminars in Radiation Oncology, 2004, 14(1): 10-18.

[153] Wendland H. Piecewise polynomial, positive definite and compactly supported radial functions of minimal degree[J]. Advances in Computational Mathematics, 1995, 4(4): 389-396.

[154] Beck A, Teboulle M. A fast iterative shrinkage-thresholding algorithm for linear inverse problems[J]. SIAM Journal on Imaging Sciences, 2009, 2(1): 183-202.

[155] Yang X, Pei JH, Sun W. Elastic image registration using hierarchical spatially based mean shift[J]. Computers in Biology and Medicine, 2013, 43(9): 1086 – 1097.

[156] Delmon V, Rit S, Pinho R, et al. Registration of sliding objects using direction dependent B – splines decomposition[J]. Physics in Medicine and Biology, 2013, 58: 1303 – 1314.

[157] Werner R, Richberg AS, Handels H, et al. Estimation of lung motion fields in 4D – CT data by variational non – linear intensity – based registration: A comparison and evaluation study[J]. Physics in Medicine and Biology, 2014, 59(15): 4247 – 4260.

[158] Avants BB, Epstein CL, Grossman M, et al. Symmetric diffeomorphic image registration with cross – correlation: Evaluating automated labeling of elderly and neurodegenerative brain[J]. Medical Image Analysis, 2008, 12 (1): 26 – 41.

[159] Hermann S. Evaluation of scan – Line optimization for 3D medical image registration[C]. in: Proceedings of the 27th IEEE Conference on Computer Vision and Pattern Recognition, Columbus, OH, USA, 2014, 3073 – 3080.

[160] Wang G, Zhang S, Xie H, et al. A homotopy – based sparse representation for fast and accurate shape prior modeling in liver surgical planning[J]. Medical Image Analysis, 2015, 19(1): 176 – 186.

[161] Dou J, Qin Q, Tu Z, et al. Infrared and visible image registration based on SIFT and sparse representation [C]. in: Proceedings of the 28th Chinese Control and Decision Conference, Yinchuan, China, 2016, 5420 – 5424.

[162] Jiang B, Tang J, Luo B, et al. Robust feature point matching with sparse model[J]. IEEE Transactions on Image Processing, 2014, 23(12): 5175 – 5186.

[163] Yang X, Xue Z, Liu X, et al. Topology preservation evaluation of compact – support radial basis functions for image registration[J]. Pattern Recognition Letters, 2011, 32 (8): 1162 – 1177.

[164] Buhmann MD. Radial functions on compact support[J]. Proceedings of the Edinburgh Mathematical Society, 1998, 41(1): 33 – 46.

[165] Bookstein FL. Principal warps: thin – plate splines and the decomposition of deformations[J]. IEEE Transactions on Pattern Analysis and Machine Intelligence, 1989, 11(6): 567 – 585.

[166] Wahba G. Spline Models for Observational Data[M]. Philadelphia: Society for Applied Mathematics, 1990.

[167] 徐芝纶. 弹性力学简明教程[M]. 北京:高等教育出版社,2000.

[168] Ryan N, Heneghan C, Chazal PD. Registration of digital retinal images using landmark correspondence by expectation maximization[J]. Image and Vision Computing, 2004, 22: 883 - 898.

[169] Wörz S, Rohr K. Physics - based elastic registration using non - radial basis functions and including landmark localization uncertainties [J]. Computer Vision and Image Understanding, 2008, 111: 263 - 274.

[170] Zhang YL, Chang SJ, Zhai XY, et al. Non - rigid landmark - based large - scale image registration in 3 - D reconstruction of mouse and rat kidney nephrons[J]. Micron, 2015, 68: 122 - 129.

[171] Berlinger K, Roth M, Sauer O, et al. Fully automatic detection of corresponding anatomical landmarks in volume scans of different respiratory state[J]. Medical Physics, 2006, 33(6): 1569 - 1572.

[172] Shusharina N, Sharp G. Analytic regularization for landmark - based image registration [J]. Physics in Medicine and Biology, 2012, 57(6): 1477 - 1498.

[173] Allasia G, Cavoretto R, Rossi AD. Local interpolation schemes for landmark - based image registration: A comparison[J]. Mathematics and Computers in Simulation, 2014, 106: 1 - 25.

[174] Shen D, Davatzikos C. Measuring temporal morphological changes robustly in brain MR images via 4 - dimensional template warping[J]. NeuroImage, 2004, 21(4): 1508 - 1517.

[175] Yi JB, Yang X, Wang B, et al. 4D deformable models using corresponding control points and spatio - temporal radial functions [J]. Journal of Medical Imaging and Health Informatics, 2016, 6(3): 657 - 666.

[176] Wu Z. Compactly supported positive definite radial functions [J]. Advances in Computational Mathematics, 1995, 4(1): 283 - 292.

[177] Wendland H, On the smoothness of positive definite and radial functions[J]. Journal of Computational and Applied Mathematics, 1999, 101(1 - 2): 177 - 188.

[178] Zagorchev L, Goshtasby A. A comparative study of transformation functions for nonrigid image registration[J]. IEEE Transactions on Image Processing, 2006, 15(3): 529 - 538.

[179] Betke M, Hong H, Thomas D, et al. Landmark detection in the chest and registration of lung surfaces with an application to nodule registration [J]. Medical Image Analysis, 2003, 7(3): 265－281.

[180] Criminisi A, Robertson D, Konukoglu E, et al. Regression forests for efficient anatomy detection and localization in computed tomography scans [J]. Medical image analysis, 2013, 17(8): 1293－1303.

[181] Grevera GJ, Udupa JK. An objective comparison of 3－D image interpolation methods [J]. IEEE Transactions on Medical Imaging, 1998, 17(4): 642－652.